$T_e \overset{36}{\underset{80}{}}$

A.

reprenant les seules partie du volume, quelle, cette édit se distingue de précédents

PRÉCIS D'OPÉRATIONS

DE

CHIRURGIE

PAR

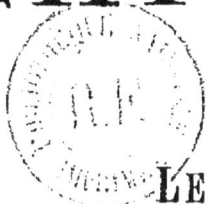

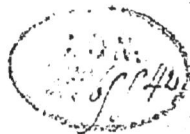

LE Dʳ J. CHAUVEL

MÉDECIN PRINCIPAL DE PREMIÈRE CLASSE DE L'ARMÉE
DIRECTEUR DU SERVICE DE SANTÉ DU 9ᵉ CORPS
MEMBRE DE L'ACADÉMIE DE MÉDECINE ET DE LA SOCIÉTÉ DE CHIRURGIE

TROISIÈME ÉDITION
Augmentée de notions sur l'Antisepsie chirurgicale

Avec 350 figures dessinées par le Dʳ E. CHARVOT

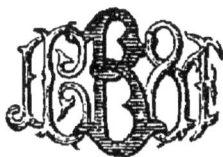

PARIS

LIBRAIRIE J.-B. BAILLIÈRE ET FILS

19, RUE HAUTEFEUILLE, PRÈS DU BOULEVARD SAINT-GERMAIN

1891

AVANT-PROPOS

DE LA TROISIÈME ÉDITION

Opérer sans antisepsie, c'est exposer un malade à des accidents facilement évitables ; le chirurgien n'a pas ce droit. Aujourd'hui, la méthode antiseptique doit lui être aussi familière que la technique opératoire.

C'est pénétré de cette conviction que nous avons rédigé les notions qui sont venues s'adjoindre à notre *Précis d'opérations.* Elles forment, dans notre pensée, le préambule nécessaire de l'éducation chirurgicale ; elles fournissent aux praticiens le memento bien souvent désiré.

Comme tout abrégé sommaire, ce petit appendice, a sans doute le défaut de ne pas contenir toute l'anti-sepsie dont les procédés, depuis quelques années, se sont considérablement multipliés. Nous aimons à espérer cependant que, renfermant les données indispensables, il remplira le but que nous avons poursuivi.

Nous avons réuni, dans un même chapitre, les additions relatives aux opérations qui ont acquis droit de cité, en chirurgie, depuis notre deuxième édition. Le lecteur peut ainsi se mettre plus rapidement au courant des modifications apportées à la technique opératoire et des progrès accomplis.

Dr J. CHAUVEL

LA MÉTHODE ANTISEPTIQUE DANS LES OPÉRATIONS

Il est aujourd'hui de règle, en chirurgie, que l'antisepsie est d'un emploi indispensable dans toutes les opérations où une asepsie parfaite ne peut être sûrement réalisée. Si l'absence de germes ou de microbes pathogènes dans le champ opératoire constitue le but à poursuivre, cet idéal est parfois si difficilement atteint, que la prudence oblige à chercher dans une utilisation rigoureuse de la méthode antiseptique, une sécurité que n'assure pas au même degré la recherche de la propreté absolue. Mieux vaut détruire sur place, avant qu'ils aient envahi la plaie et l'organisme, les éléments infectieux apportés du dehors.

En dehors des précautions, des soins que nous aurons à énumérer tout à l'heure, précautions destinées à éloigner du champ de l'opération les germes morbides venus de l'extérieur, la méthode antiseptique nécessite l'emploi de substances douées de la propriété d'altérer, de détruire ces éléments pathogènes, de s'opposer à leur développement en modifiant les tissus et les liquides de l'organisme.

1. Agents antiseptiques

Ces substances sont utilisées, soit sous la forme solide à l'état de poudre, soit sous la forme liquide en solutions, soit encore en pommades ou onguents. Nous ne signalerons que les plus employées.

A. Poudres antiseptiques. — 1º *Acide borique.* — Sert à saupoudrer les surfaces en couche très mince ; on l'emploie surtout pour la désinfection des muqueuses en raison de l'irritation minime qu'il détermine, son pouvoir antiseptique est faible. Il se présente sous la forme d'une poudre blanche, douce au toucher, légèrement soluble dans les liquides de sécrétion. Pour éviter l'inflammation mécanique que pourraient déterminer par leur contact avec les tissus, les cristaux du sel, l'acide borique doit être porphyrisé avec soin. En cet état, il se laisse aisément traverser par le pus sans former un bouchon d'obstruction, qualité précieuse pour les pansements des suppurations de l'oreille moyenne.

2º *Acide salycilique.* — D'un prix élevé, peu soluble, d'une puissance antiseptique peu énergique, il n'est que d'un usage restreint dans notre pays.

3º *Salol.* — Le salol ou salicylate de phényle est une poudre blanche, à odeur aromatique légère mais tenace. Presque insoluble dans l'eau et par conséquent dans les sécrétions des plaies et des muqueuses, elle constitue un antiseptique puissant, d'une toxicité légère, qui donne d'excellents résultats dans le pansement des plaies.

4º *Iodoforme.* — L'iodoforme, est constitué à l'état cristallin par des paillettes d'un jaune clair et brillant. Son odeur est des plus pénétrantes et malheureusement des plus persistantes et des plus désagréables, au moins pour la généralité des malades. Très peu soluble dans l'eau et dans les sécrétions, il peut rester des mois au sein des tissus, enkysté en quelque sorte, et ne se décomposant que très lentement. Sous l'action de l'air et de la lumière, il s'altère au contraire avec une rapidité extrême, et doit être conservé dans des récipients colorés.

Employé à l'état cristallin, il irrite assez vivement les surfaces par ses aspérités; il est préférable, comme l'acide borique, de ne s'en servir qu'à l'état de poudre impalpable, finement porphyrisée. Utilisé par beaucoup de chirurgiens en raison de sa puissance considérable de désinfection et de son action en quelque sorte continue et durable, il doit n'être déposé sur les surfaces absorbantes qu'en quantité modérée.

Ses propriétés toxiques ne sont pas discutables, et des accidents nombreux et graves ont été observés avec des doses ne dépassant pas 10 grammes et parfois même 5 grammes, quand la poudre enfermée dans une plaie saturée, introduite dans une cavité séreuse ou muqueuse, n'est pas entraînée au dehors avec les produits de sécrétion.

C'est pour éviter ces intoxications, pour masquer son odeur pénétrante, mais aussi pour diminuer le prix de pansements très coûteux que l'on a associé à l'iodoforme d'autres substances antiseptiques. Lucas-Championnière conseille le mélange suivant :

Iodoforme tamisé.	
Poudre de quinquina..	$\widetilde{aa}$ parties égales.
— de benjoin..	
— de carbonate de magnésie	
saturée d'essence d'eucalyptus. .	

On peut également employer le charbon, le sulfate de quinine et le camphre, comme adjuvants de l'iodoforme.

5° *Sous-nitrate de bismuth.* — Il ne possède pas les propriétés toxiques de l'iodoforme, mais aussi il ne jouit par de ses qualités antiseptiques. On cite cependant quelques intoxications consécutives à son emploi. Le défaut de cette poudre est de former avec les liquides secrétés des concrétions très irritantes.

6° *Camphre.* — Il a joui d'une grande vogue ; il se volatilise rapidement et n'a pas une action assez durable et assez profonde.

B. **Solutions antiseptiques.** — D'une façon générale, ces solutions seront préparées avec de l'eau stérilisée par l'ébullition ou par son passage au travers d'un filtre Chamberland. — 1° *Solutions d'acide borique.* — Aux titres de 3 et 4 pour 100, elles fournissent, surtout si elles sont tièdes, un liquide peu irritant, excellent pour le lavage des muqueuses, mais d'une faible puissance germicide. Elles sont très utiles dans les affections des yeux.

2° *Solutions phéniquées.* — Préparées avec de l'acide phénique cristallisé, pur, elles ne sont pas fortement caustiques aux proportions de 5 pour 100 et de 2 pour 100, qui constituent les solutions *forte* et *faible* de Lister. Il est important que la dissolution soit parfaite, limpide, ce qui ne s'obtient pas avec les produits impurs du commerce. Il est bon d'ajouter une quantité de glycérine égale au poids de l'acide phénique qui entre dans la solution (Lucas-Championnière).

On prépare également des *huiles phéniquées* à 5 et 10 pour 100; elles ne sont aucunement irritantes. Il n'en est pas de même des dissolutions dans l'eau et surtout dans l'alcool. Leur emploi, en raison de leur pouvoir toxique quand l'acide phénique est absorbé en grande quantité, doit, au reste, être toujours surveillé avec soin, principalement pour les cavités profondes et pour les grandes plaies.

3° *Solutions de chlorure de zinc.* — A la dose de 8 à 10 et à 12 pour 100 dans l'eau, le chlorure de zinc constitue un antiseptique puissant. Il modifie profondément les tissus et n'offre pas les dangers d'intoxication que l'on reproche aux solutions phéniquées. Cependant il n'est que peu utilisé dans les pansements des plaies saignantes, à cause de sa grande causticité.

4° *Solutions de sublimé corrosif.* — Le bichlorure de mercure, en raison de ses propriétés germicides, de son absence d'odeur, de son action à doses très minimes, a pris dans la pratique chirurgicale, une place des plus importantes. Il s'emploie soit au titre de 1 pour 1000 comme le donne la liqueur de van Swieten, soit, plus souvent à un titre inférieur, 1/2000, même 1/5000 et jusqu'à 1/10.000. On y ajoute par litre *dix grammes* d'acide tartrique, son pouvoir antiseptique est ainsi notablement augmenté. Il est également avantageux de se servir de solutions chaudes, leur activité est plus grande.

D'autres solutions sont également utilisables et sont journellement utilisées dans les pansements des plaies: le salol, l'iodol, le permanganate de potasse, le sulfate de zinc, le sulfate de soude, le tanin, le bromure, le cyanure et le salicylate de mercure, etc. Nous ne pouvons que les énumérer et renvoyer aux ouvrages spéciaux pour ce qui concerne leur usage. L'emploi des solutions antiseptiques a beaucoup varié depuis quelques années. Contre les pulvérisations continues et l'arrosage permanent des tissus, contre les lavages répétés des surfaces crénelées et leur jambonnage par l'action de liquides véritablement caustiques, une vive réaction s'est opérée. On a constaté que cette altération, cette modification des éléments anatomiques, si elle s'opposait au développement des germes infectieux, avait l'inconvénient d'entraîner une sécrétion excessivement profuse, en même temps que d'exposer à des intoxications. Aussi les solutions antiseptiques, précieuses pour la désinfection préalable du champ opératoire, pour le nettoyage de la surface cutanée, pour le lavage des mains de l'opérateur et de ses aides, sont de moins en moins utilisées pour l'aspersion des surfaces traumatiques. Encore recourt-on plus volontiers aux liquides les moins irritants.

C. **Pommades et onguents antiseptiques.** — Au premier rang se place l'onguent borique dont Lister a donné la formule suivante :

Acide borique lavé. . . . . . . 1 partie poids.
Cire blanche.. . . . . 1 —
Paraffine. . . . . 2 —
Huile d'amandes. . . . . . . 2 —

Trouvant cette pommade un peu dure et difficilement maniable, Lucas-Championnière lui préfère la composition suivante :

Huile d'amandes douces. . . . . 210 grammes.
Cire blanche. . . . . 30 —
Paraffine. . . . . }
Acide borique.. . . . . } aa 6) —

Comme topique, la vaseline est d'une façon générale préférable à l'axonge et à l'huile parce qu'elle ne rancit pas. On prépare des vaselines phéniquées à 1/10, boriquées de 1 à 2 pour 10, iodoformées à 1 et 2 pour 10.

On peut également utiliser comme corps gras la laniline que beaucoup préfèrent dans les affections oculaires.

Ces pommades et toutes les compositions analogues sont en général, même à dose beaucoup plus forte de la substance active, moins irritantes que les solutions. Elles sont appliquées directement avec le doigt, avec un pinceau, ou bien étendues sur un morceau de linge fin, de gaze, sur un plumasseau d'ouate ou d'étoupe. Elles sont déposées en même temps qu'eux sur les parties qu'elles protègent contre leur contact trop direct.

2. Antisepsie commune à toutes les opérations

A. Local. — Qu'il opère dans une salle spécialement affectée à cet usage, *local de choix*, ou dans une pièce ordinaire d'une destination absolument différente, *local de nécessité*, le chirurgien doit s'efforcer de rendre aseptique le milieu dans lequel va se pratiquer l'opération.

Une salle d'opérations, dans un hôpital moderne, doit avoir des parois lisses, sans angles et sans recoins où se nichent les poussières, susceptibles d'être lavées à grande eau, et d'une couleur pâle qui décèle la moindre tache ou le plus léger dépôt. Son toit de verre donne un éclairage intense nécessaire pour les interventions délicates, et n'expose pas le chirurgien à ces variations d'ombre et de lumière, qui rendent parfois si gênant l'éclairage latéral. Quand la lumière vient d'en haut, tamisée au besoin par un store, elle est toujours plus pure et n'est pas arrêtée par les mains de l'opérateur et de ses aides.

Dans la salle d'opérations viennent s'ouvrir des robinets fournissant à volonté l'eau chaude et l'eau froide stérilisées; des plateaux de verre ou de métal d'un nettoyage facile supportent les divers récipients. Le parquet, bitumé, est pourvu de rigoles assez inclinées pour entraîner les liquides vers une ouverture d'évacuation centrale. Un récipient à clôture hermétique pour le linge sale, une étuve à stérilisation, un appareil de chauffage, complètent le mobilier de la pièce. La propreté la plus scrupuleuse y est facilement ob-

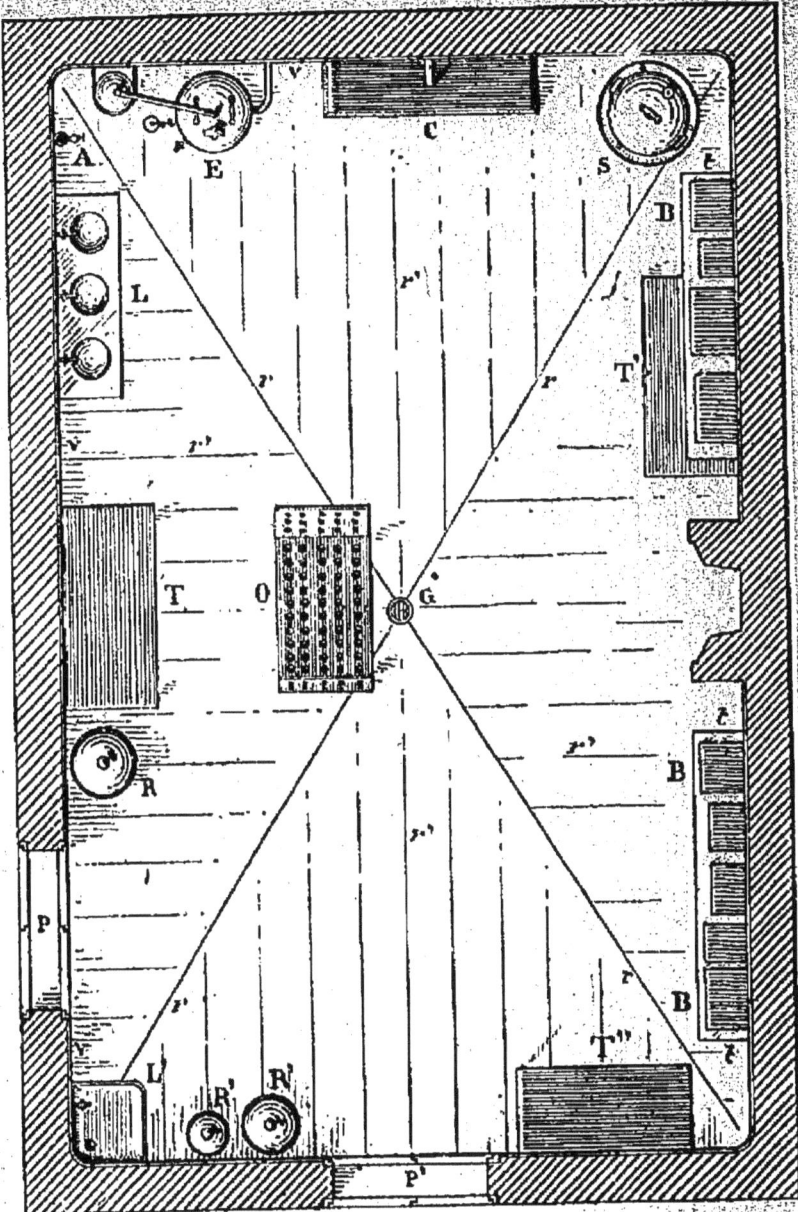

FIG. 1. — Plan d'une salle d'opérations chirurgicales. — P, P', portes doubles à deux battants. — L, L', lavabos. — R, récipient pour pansements souillés. — R'R', récipients pour pièces anatomiques. — T, T'T', tables. — O, table à opération. — A, appareil pour le lavage de la salle. — E, étuve. — C, Chauffoir. — S, stérilisateur. — t, t, t, tablettes en verre. — B, boîtes à pansements. — r r, rigoles principales. — r'r', rigoles accessoires. — G, grille. — V, V, dalles verticales en verre.

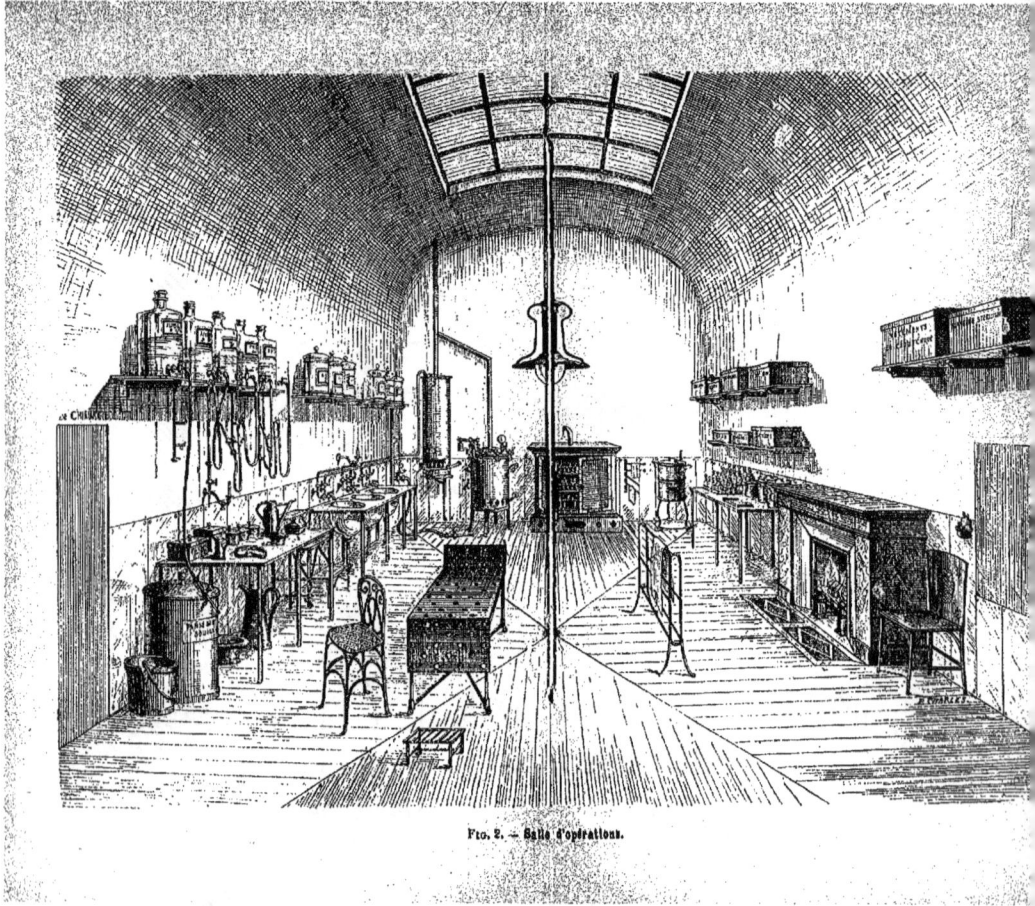

FIG. 2. — Salle d'opérations.

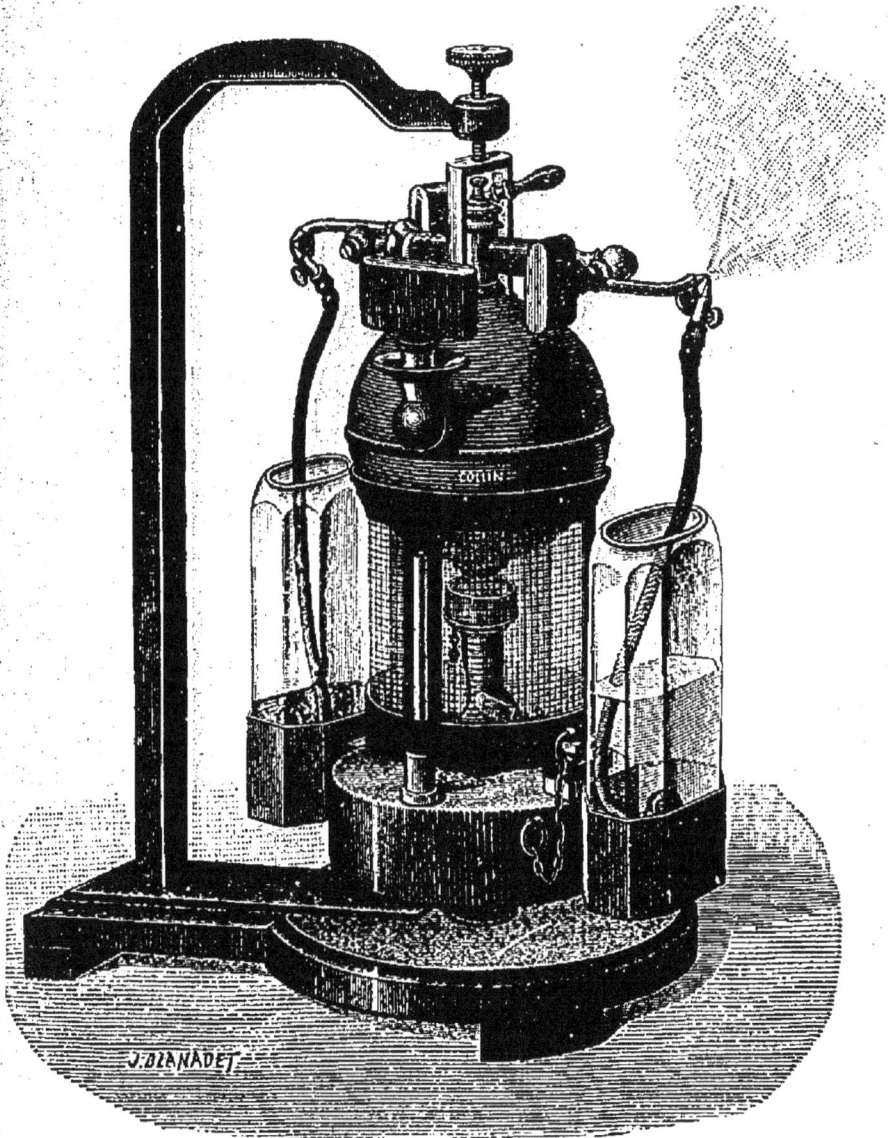

Fig. 3. — Pulvérisateur à rotation de Collin fonctionnant
pendant deux heures.

servée, et elle donne au chirurgien une sécurité si absolue, qu'il y peut, sans inconvénients, négliger au moment de l'intervention toute précaution germicide spéciale destinée à l'antisepsie de la salle.

Il n'en est plus de même dans un local de nécessité. Choisi dans les conditions les plus favorables comme disposition, comme grandeur et comme éclairage, celui-ci devra, dans toutes conditions, être complètement désinfecté avant de s'en servir. On en fera retirer les rideaux et les meubles; les parois ainsi que le plafond et le plancher seront nettoyés à fond, en y projetant le jet puissant d'une solution acide et chaude de sublimé à 1/500 ou à 1/1000, fournie par un appareil Geneste et Herscher, en frottant avec une brosse ou des linges imbibés du liquide tous les coins et recoins de la pièce, en raclant au besoin les souillures des murs et du parquet. On y répandra avec un pulvérisateur (fig. 3) ou avec la bouilloire de Lucas-Championnière les mêmes vapeurs ou celles d'une solution phéniquée. Ces vaporisations seront, avec avantage reprises le jour de l'opération, quelques heures avant son début, et continuées pendant son exécution et jusqu'à la fin du pansement.

Inutile de faire porter le jet du vaporisateur sur le malade qu'il mouille et refroidit, sur le champ opératoire qu'il inonde et qu'il cache à la vue du chirurgien, troublé lui aussi par le nuage qui l'enveloppe. Le jet sera dirigé au-dessus de la table d'opération, agissant ainsi sur l'air de la salle, sans apporter de gêne aux manœuvres.

Si de l'eau doit être utilisée, fraîche ou chaude, elle sera préalablement désinfectée, stérilisée par une ébullition de quelques minutes.

B. **Tables à opérations.** — Elles doivent être étroites, solides, facilement transportables, assez élevées pour ne pas amener trop de fatigue ; pouvoir se laver rapidement et sûrement, peu compliquées et cependant susceptibles de s'adapter à tous les besoins. Nous donnons ici les modèles de deux de nos fabricants français, avec le regret de ne pouvoir faire figurer dans ce court résumé tous les mécanismes proposés.

La table de Mariaud répond en grande partie aux *deside-rata* que nous allons formuler. Peut-être est-elle un peu compliquée et, par là même, un peu lourde, mais ce défaut,

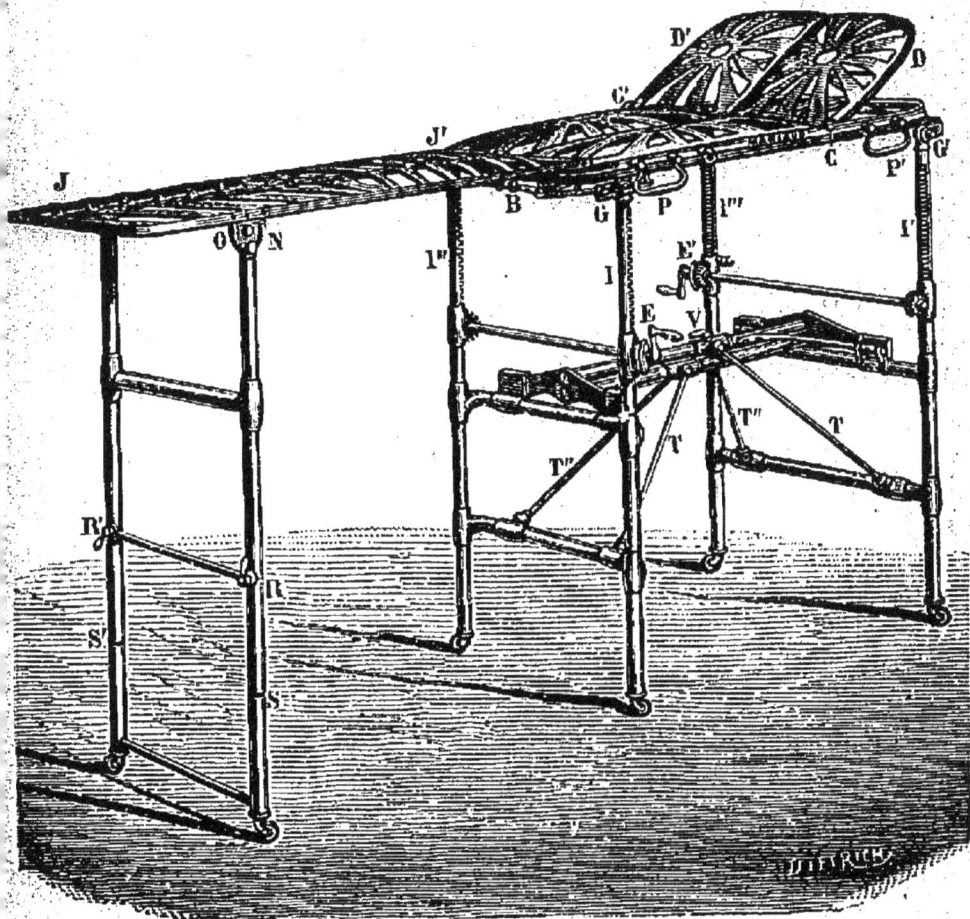

Fig. 4. — La table d'opérations, modèle Mariaud, tout en métal nickelé, le dessus est à jour, ce qui donne l'élasticité d'un sommier.

avec le métal, est toujours difficile à éviter. Comme le montrent les figures 4 et 5, elle peut s'élever et s'abaisser à volonté ; la partie supérieure se relève pour soulever la tête

et la poitrine, l'extrémité s'enlève complètement et laisse
une table plus courte, sur laquelle s'adaptent les gouttières

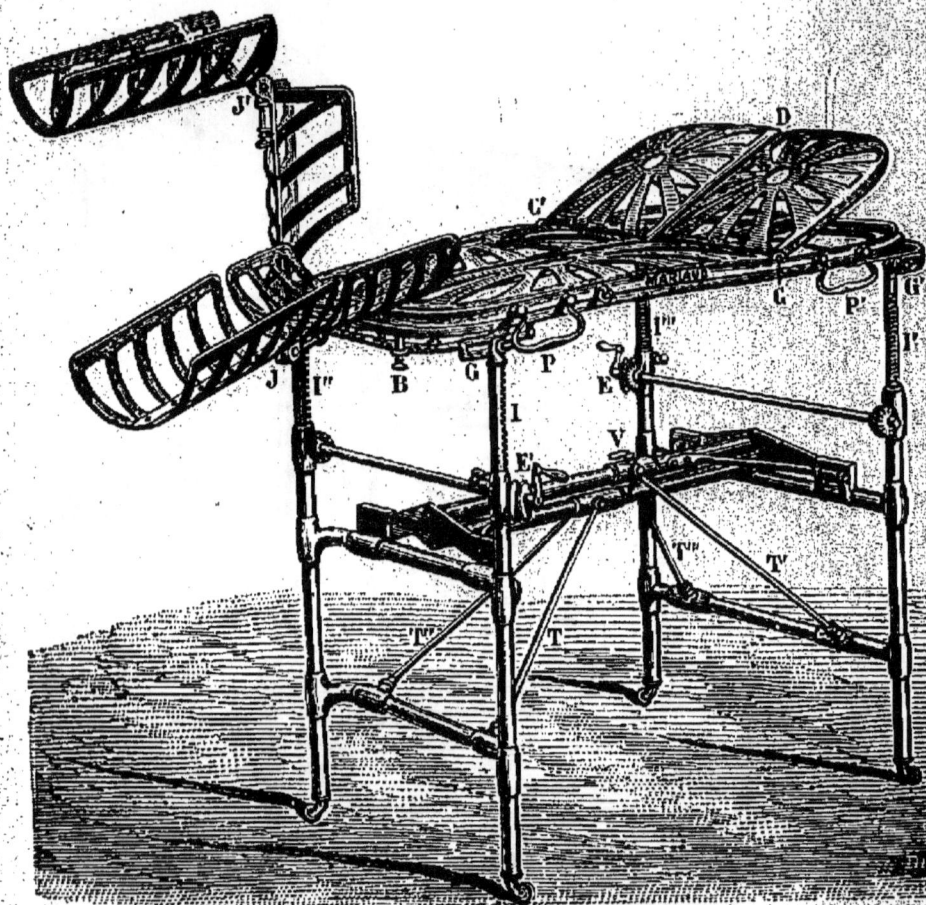

Fɪɢ. 5. — La table Mariaud avec ses gouttières.

destinées aux membres inférieurs dans les opérations sur
l'abdomen ou les organes pelviens.

La table métallique pliante de Mathieu (fig. 6, 7, 8, 9)
est d'une mobilité plus grande et d'un transport plus facile,

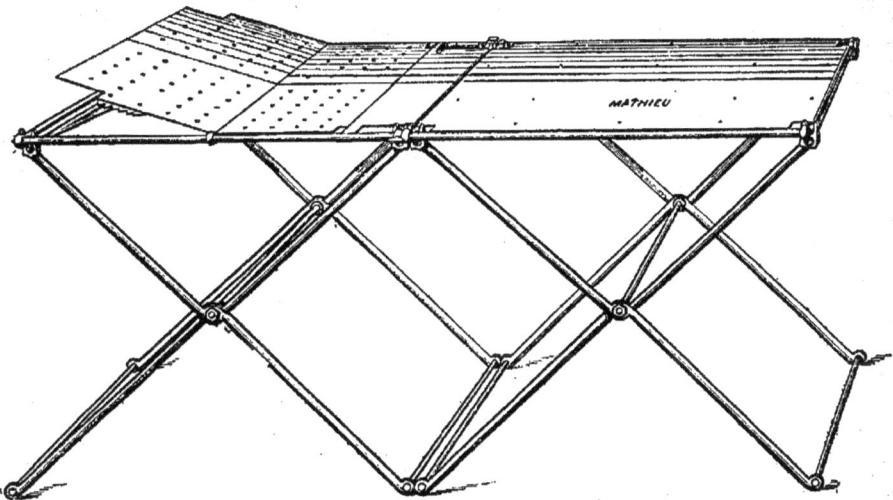

MATHIEU

Fig. 6. — Table métallique pliante de Mathieu avec ralonges.

ses pieds en X pouvant se replier comme les branches d'un pliant (fig. 11), et son plateau supérieur étant également séparable de ses supports (fig. 12).

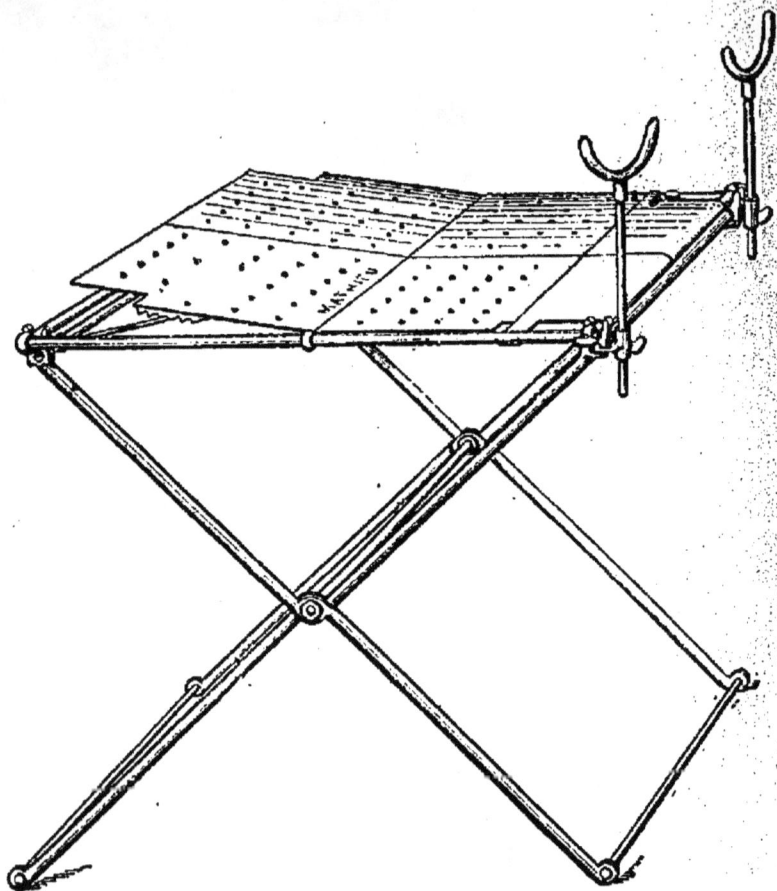

Fig. 7. — Table avec les croissants pour les opérations à pratiquer sur le vagin, l'utérus, le rectum, etc.

Peut-être, en raison de cette facilité de réduction à un moindre volume, ce modèle, ou un autre analogue, conviendrait bien aux ambulances militaires. Sans doute, la solidité est moins grande qu'avec deux pieds fixes; mais comme ceux-ci sont, au moins à l'une des extrémités, pourvus de roulettes, il y a pour ainsi dire compensation.

Le plateau formant table ne présente pas des ouvertures suffisantes pour un écoulement aisé des liquides, il y aurait intérêt à les agrandir, son poids s'en trouverait notablement allégé.

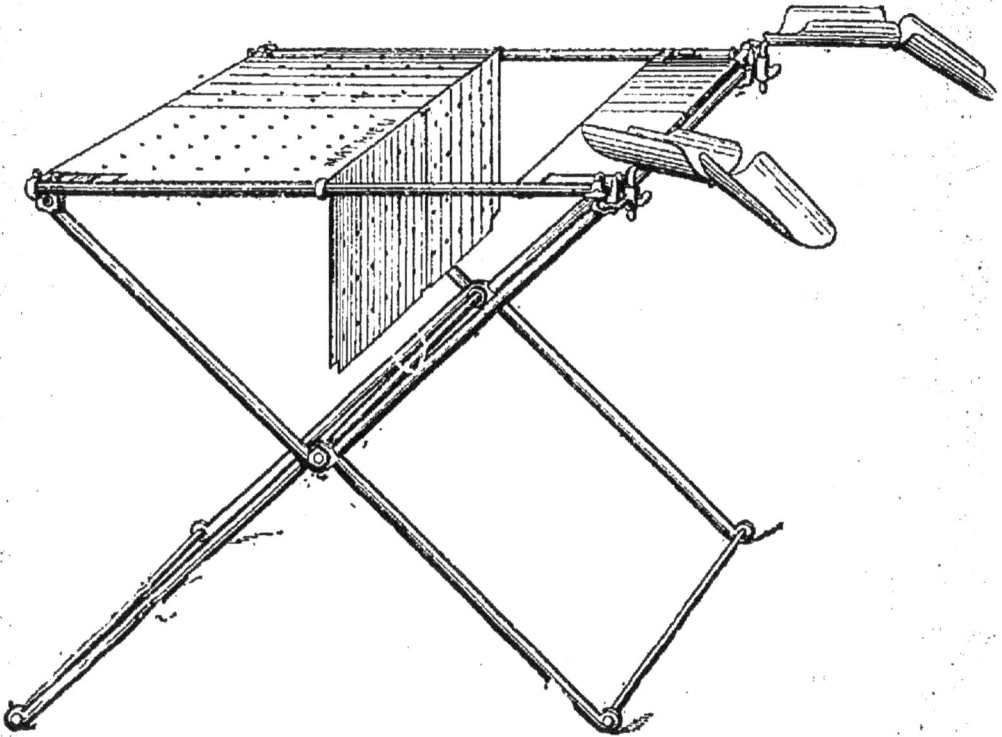

Fig. 8. — Table avec ses gouttières pour les opérations d'ovariotomie, laparotomie, etc.

Voici en quels termes Mathieu décrit la table qui porte son nom.

Cette table peut servir pour les opérations générales et en outre pour les interventions sur le vagin, l'utérus, la vessie, l'urètre, le rectum ; pour la laparotomie, l'ovariotomie, etc.

Elle repose sur deux pieds en X articulés et elle se compose : 1° d'une partie principale, ou plateau, destinée à supporter le tronc et la tête; 2° d'une deuxième partie for-

mant plateau, ou allonge, destinée à supporter les membres
inférieurs ou à servir de table aseptique pour déposer les
instruments pendant les opérations qu'on pratique sur le bas-
sin ou les membres inférieurs. Le plateau principal est lui-

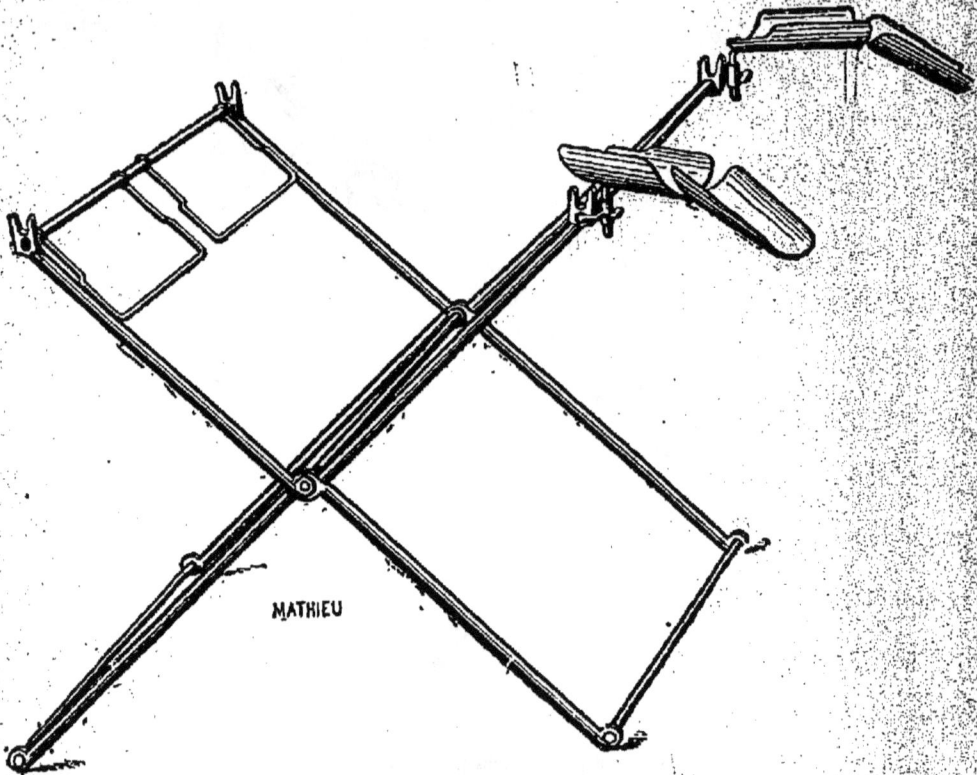

Fig. 9. — Pieds en X avec les gouttières : le plateau principal
ayant été enlevé avec le malade

même composé d'un pupitre à inclinaison variable pour la
tète et la partie supérieure du tronc; deux valves mobiles
peuvent s'abaisser pour faire facilement les pansements après
les laparotomies, etc. Ce plateau sert aussi à transporter
l'opéré, une fois l'opération terminée (fig. 10); à l'aide d'un
mécanisme spécial, il se sépare en deux dans son axe longi-

tudinal (fig. 11), l'opéré se trouve donc placé sans secousses dans son lit.

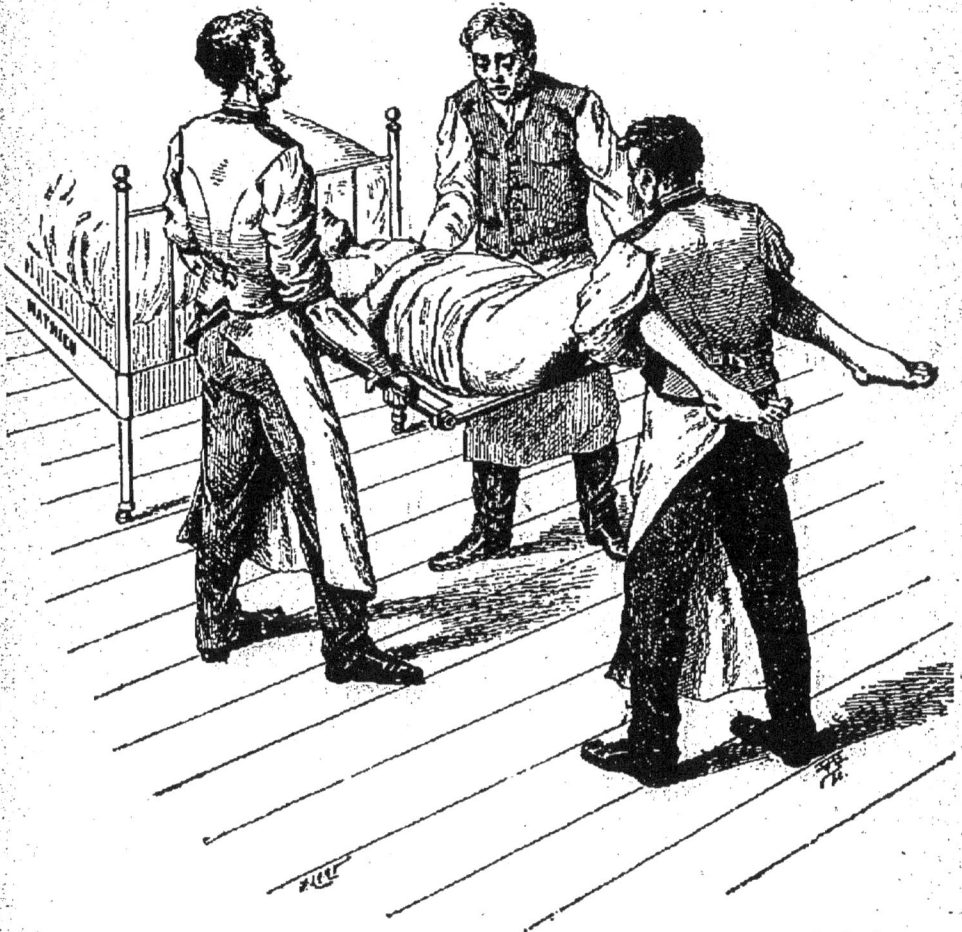

Fig. 10. — Manière de transporter le malade avec le plateau principal pour le déposer sur le lit.

Sur les pieds en X viennent s'ajuster : 1° des croissants destinés à maintenir les genoux et les cuisses écartés, pour les opérations à pratiquer sur le vagin, l'utérus, le rectum (fig. 7); 2° des étriers pour les opérations à pratiquer sur l'urètre et la vessie; 3° des gouttières pour fixer les jambes dans la laparoromie, l'ovariotomie, etc. (fig. 8 et 9).

Un entonnoir en nickel est destiné à recevoir les liquides.

Toute la monture de cette table est en tube d'acier nickelé, les plateaux sur lesquels le malade est couché sont en maille-chort, métal qui n'est jamais froid, qui ne s'oxyde pas facilement et qui est stérilisable.

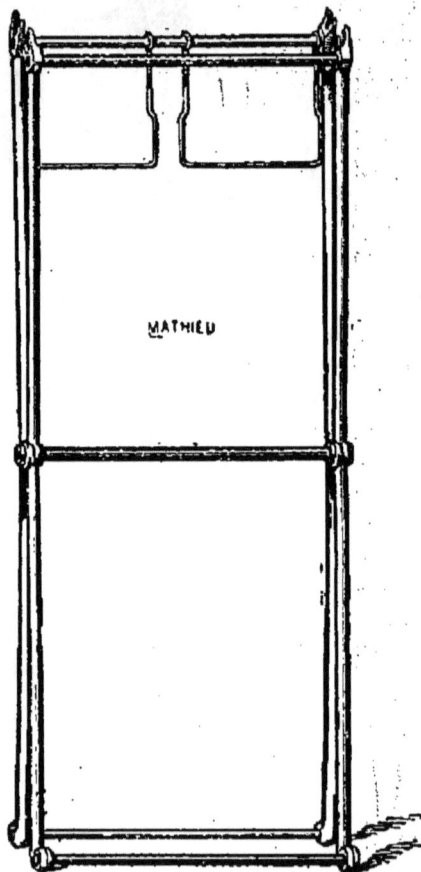

MATHIEU

FIG. 11. — Manière de plier les pieds articulés en X.

Le métal est encore la substance qui répond le mieux à ces multiples nécessités. Une plaque métallique percée de trous larges et rapprochés pour laisser passer le sang et les liquides, assez forte pour ne pas s'affaisser sous le corps du malade, assez mince pour ne pas avoir un poids trop considérable, constitue la partie importantes.

Un mécanisme simple permet de relever la partie qui correspond à la tête du patient, d'abaisser à angle droit celle qui répond aux extrémités inférieures, conditions nécessaires pour nombre d'interventions chirurgicales.

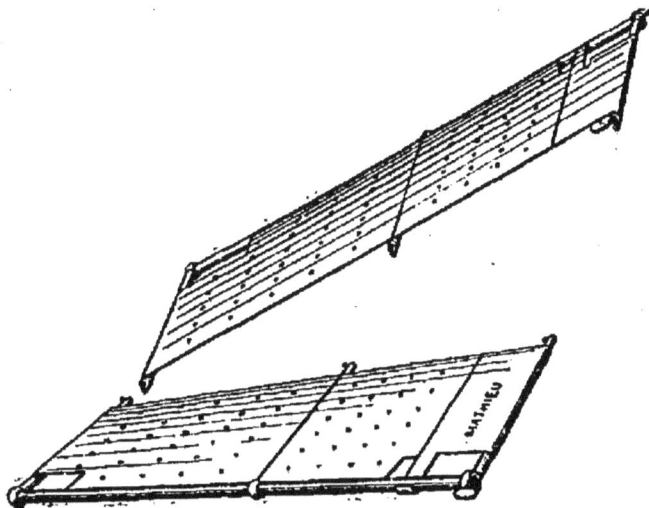

Fig. 12. — Manière de séparer en deux le plateau principal.

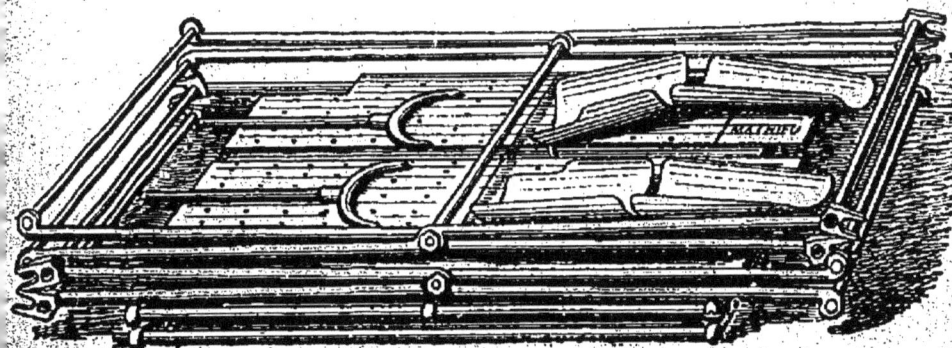

Fig. 13. — Table complètement pliée pour le transport, prête à être placée dans son étui ou trousse en toile imperméable.

Le système d'écoulement des liquides est établi de façon que le malade ne soit pas exposé à être mouillé dans une grande étendue, de façon que le sang, l'eau des lavages et toutes les souillures soient rapidement entraînés hors du champ opératoire.

Certaines tables peuvent êtres chauffées directement par un double fond mais cette précaution n'est pas indispensable.

Sièges. — Ils sont également en métal et aussi simples que possible. De même pour les récipients, les cuvettes, les réservoirs, pour lesquels le verre peut avantageusement remplacer dans certains cas le métal. Tous doivent être de forme arrondie, absolument lisses, pour éviter les anfractuosités où se logent les poussières, où se multiplient les microbes.

G. **Instruments.** — Pour obtenir la sécurité du côté de leurs instruments, les chirurgiens doivent absolument rejeter tout le matériel ancien. Les couteaux et les bistouris à manche de bois cannelé, les pinces à rainures entrecroisées, les articulations compliquées, sont les réceptacles et les porteurs des germes infectieux. Cependant, ces instruments sont, malheureusement, si nombreux encore dans les approvisionnements des hôpitaux et ambulances de l'armée et dans les arsenaux des hospices civils, que force est de les utiliser. Pour remédier à leurs défauts il est nécessaire de les nettoyer à fond après qu'ils ont servi, et de refaire la même opération avant de les employer de nouveau.

Tous seront lavés avec la solution phéniquée forte, brossés, essuyés avec le plus grand soin. On s'assurera que les cannelures des manches, que les rainures des mors, que les jointures des lames, que les articulations des branches ne recèlent pas de dépôts, ne conservent pas de souillures. Les instruments complètement métalliques peuvent être plongés et maintenus dans l'eau bouillante et soumis à l'étuve comme nous le dirons tout à l'heure. Pour les manches de bois et de corne, l'eau bouillante aussi bien que les températures élevées sont des causes de détérioration rapide. On est obligé de se contenter des lavages, des brossages répétés. Dans ces conditions, nous conseillons de se servir de solutions alcooliques fortes, à 10 pour 100 par exemple, d'acide phénique. Outre que l'alcool est par lui-même un puissant antiseptique, il offre encore l'avantage de mieux dissoudre, de mieux désagréger que l'eau, les

souillures, les poussières dont sont chargés les instruments.
A 10 pour 100 la solution phéniquée alcoolique est un germicide énergique; de plus, l'asséchement est bien plus facile
qu'après les lavages avec l'eau phéniquée.

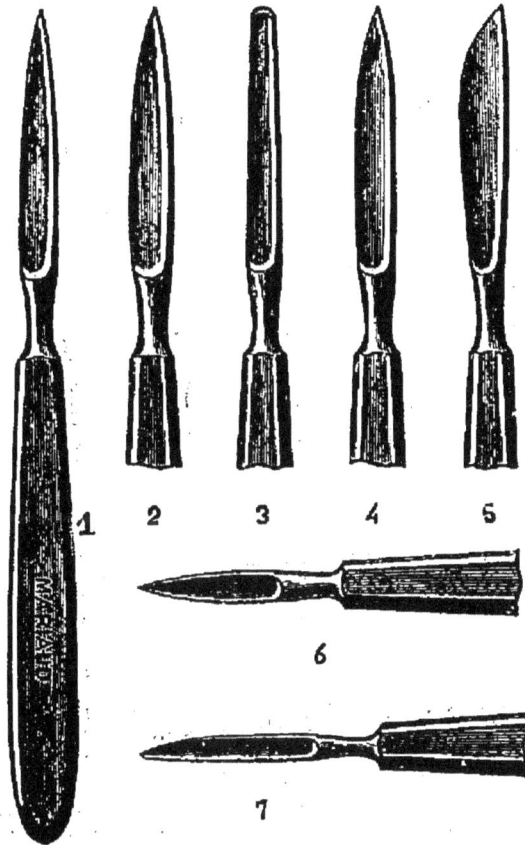

FIG. 14. — Bistouris fixes : 1, droit étroit; 2, ordinaire; 3, boutonné;
4, à lame de Chassaignac; 5, convexe; 6, droit à lame courte; 7, de
Trelat, à tranchant droit.

Terrillon se contente d'ébullitions successives de dix minutes, répétées deux fois à trois. et quatre jours d'intervalle;
Périer, d'un séjour d'un mois dans le napthol camphré, qui
n'altère en rien les instruments.

Les instruments de chirurgie actuels doivent être autant que possible entièrement métalliques (fig. 14, 15 et 16). S'ils ne sont construits d'une seule pièce, les manches doi-

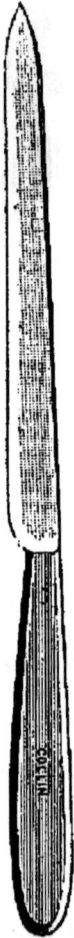

FIG. 15. — Couteau de Collin.   FIG. 16. — Bistouri de Collin.

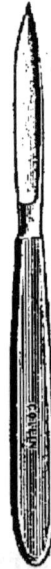

vent être soudés avec la lame, de façon qu'il n'en résulte pas de rainures, et que le raccord supporte facilement les températures de l'étuve à désinfection. Ces manches sont lisses, sans rainures, creux pour n'être pas trop lourds, volumineux pour être bien en main. Le nickelage leur donne un aspect plus agréable, les met à l'abri de la rouille, et rend leur propreté plus aisée à assurer.

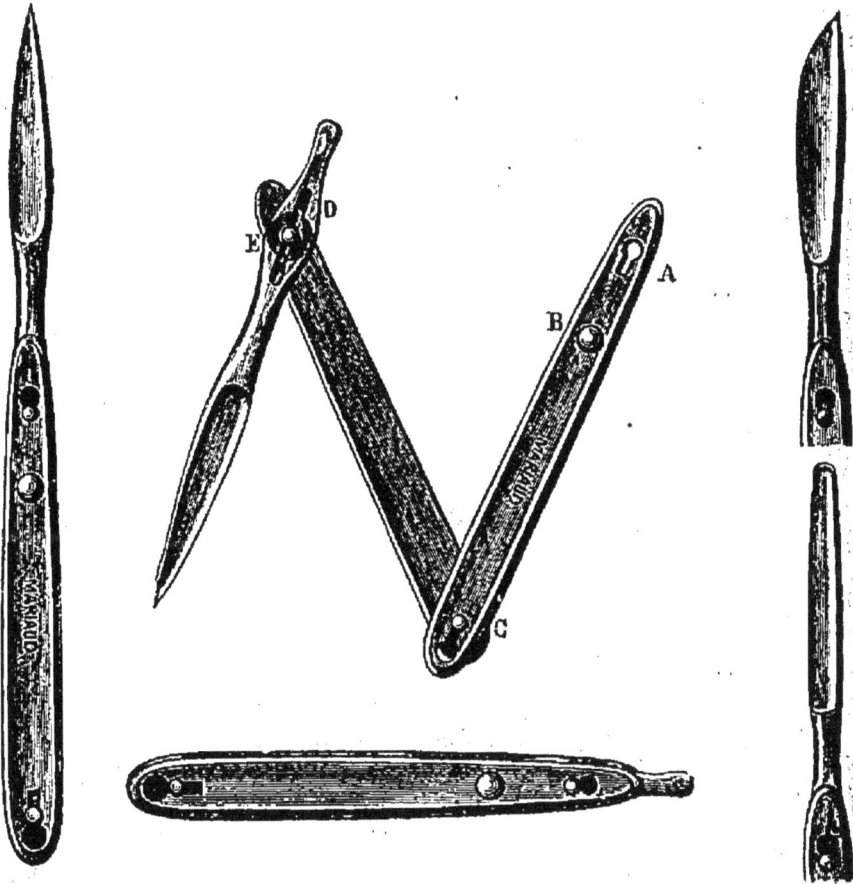

FIG. 17. — Bistouri de Mariaud, se démontant.

Les articulations des lames seront à *tenon* et non *à vis*, facilement démontables, et permettant un nettoyage aisé, en même temps qu'elles assurent une solidité suffisante (fig. 17).

Pour les pinces hémostatiques on évitera les rainures profondes et surtout entrecroisées, réceptacles d'impuretés;

des surfaces légèrement ondulées assurent la pression énergique des mors.

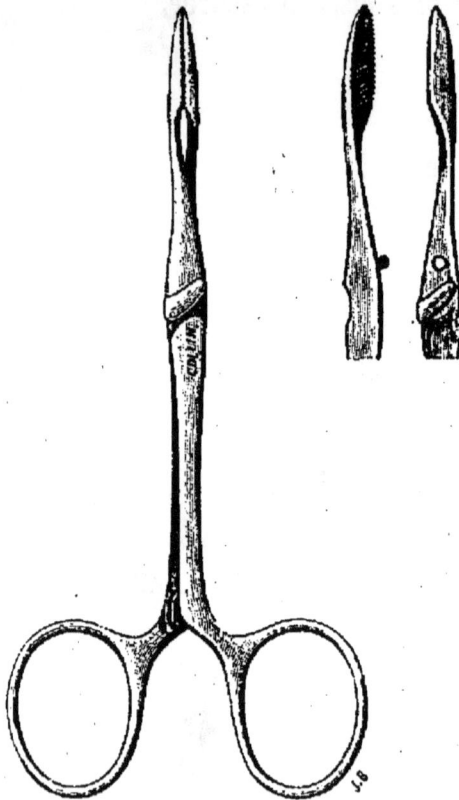

Fig. 18. — Pince hémostatique à doigts au-dessous du pivot.

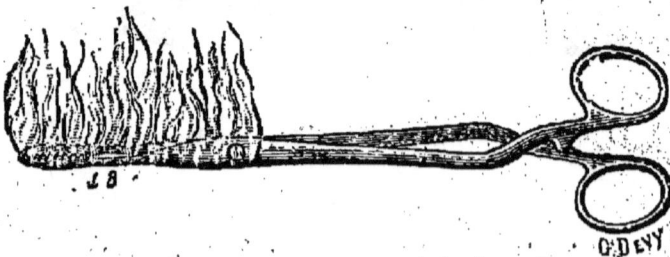

Fig. 19. — Flambage d'une pince (Auvard).

Les scies, les ciseaux et cisailles, les rugines, les crochets,
doivent être construits d'après le même principe: sécurité
d'une asepsie absolue des instruments (fig. 20, 21, 22 et 23),

Nous donnons ici la figure de quelques-uns des plus employés encore, mais dans l'avenir toutes les articulations seront autant que possible supprimées, et pour les scies comme pour les bistouris, le métal entrera seul dans leur composition.

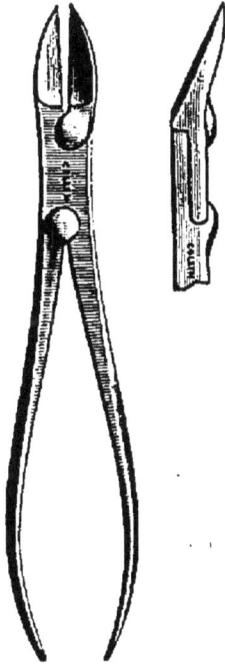

Fig. 20. — Pince à articulation, de Collin.

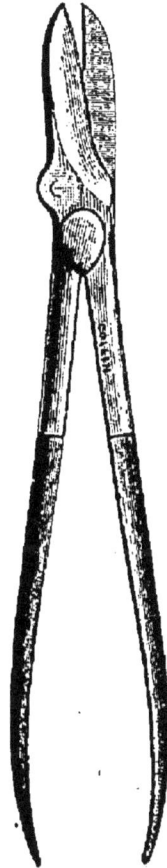

Fig. 21. — Cisaille avec articulation
de Collin, légèrement convexe.

Des précautions spéciales sont indispensables pour les trocarts, les canules, les aiguilles à suture et surtout les chasse-fils, les scies à chaîne, les sondes cannelées, et le passage à l'étuve est ici le complément nécessaire de la désinfection par les liquides antiseptiques.

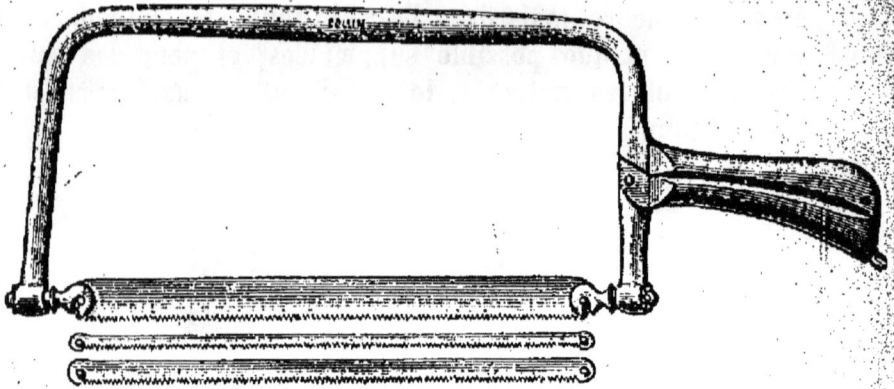

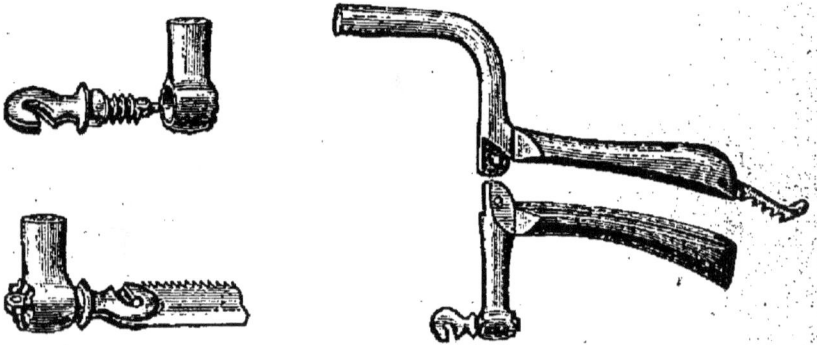

Fig. 22. — Scie à lame tournante de Farabeuf, à inclinaison
variable et fixe.

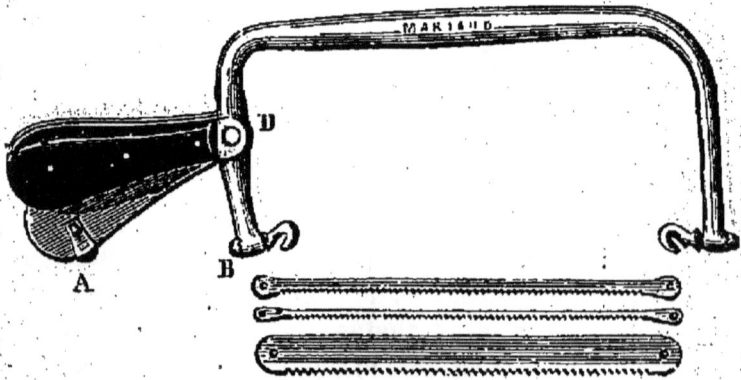

Fig. 23. — Scie de Mariaud à lame tournante avec quatre feuillets.

Au lieu d'enfermer les instruments de chirurgie dans des boîtes de bois à multiples compartiments, doublées de soie

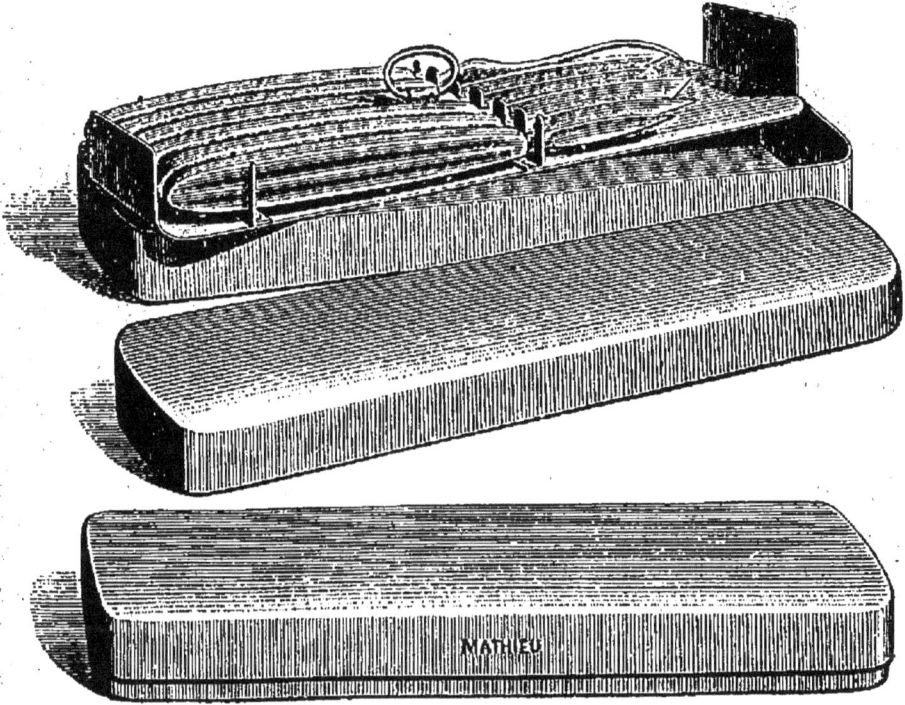

Fig. 24. — Boîte à bistouris de Mariaud.

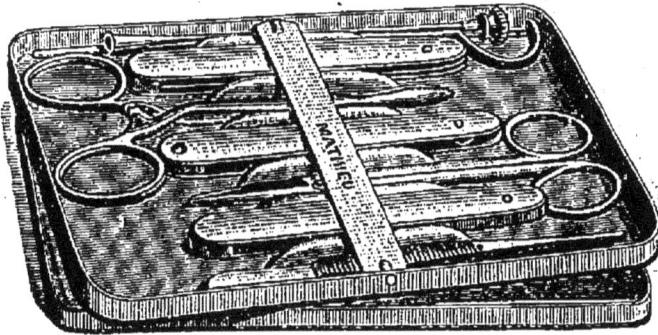

Fig. 25. — Trousse métallique de Mathieu.

ou de velours, substances très vite salies et qu'on ne peut nettoyer, le chirurgien se servira de boîtes à revêtement métallique, mieux encore de caisses complètement en métal,

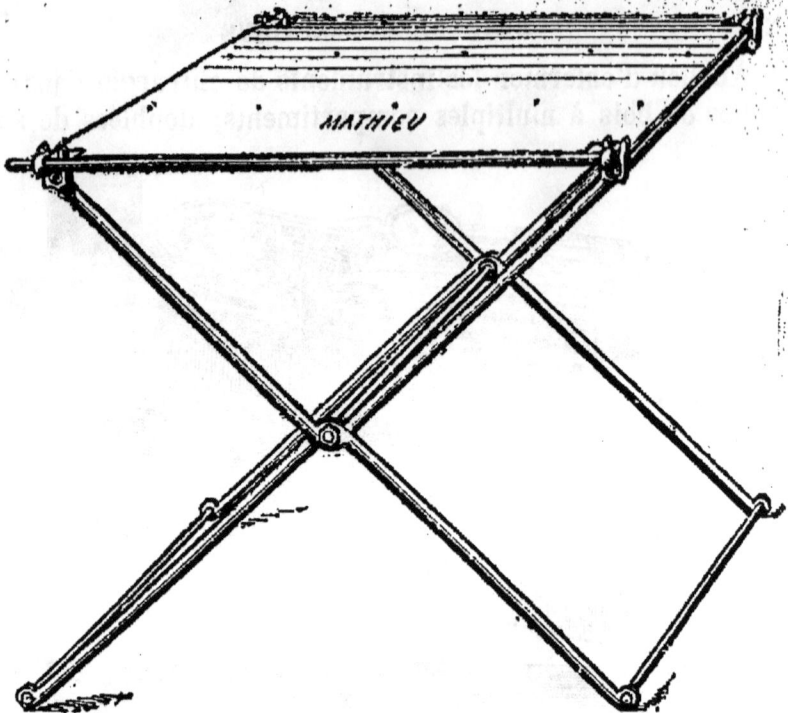

Fig. 26. — Allonge séparée formant table aseptique pour instruments, etc.

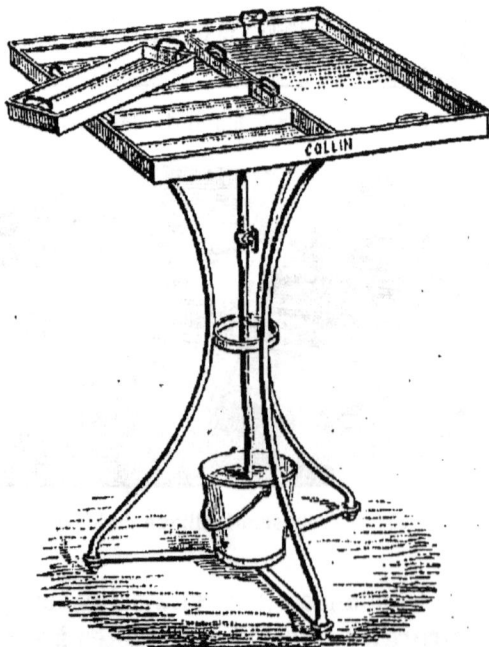

Fig. 27. — Table du Dʳ Lucas-Championnère avec plateaux mobiles pour solutions. b.

susceptibles d'être désinfectées à fond. Les boîtes, les trousses métalliques (fig. 24 et 25) seraient particulièrement nécessaires pour le service de guerre, où les conditions d'asepsie sont plus difficiles à réaliser, où le temps et les facilités de nettoyage font trop souvent défaut.

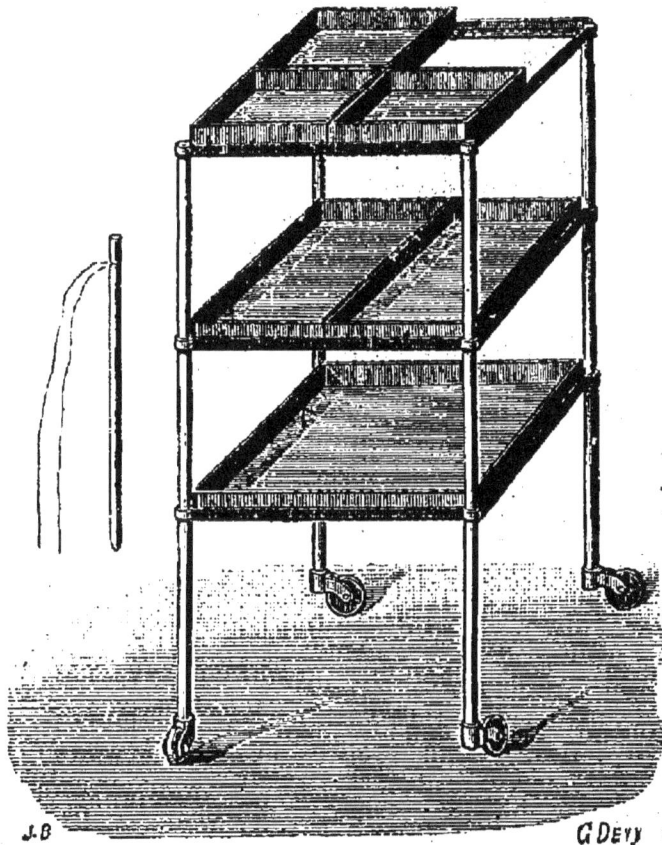

Fɪɢ. 23. — Table à étagères pour instruments (Auvard).
(Antisepsie gynécologique).

Aussi nécessaires sont les bassins métalliques, les cuvettes de faïence ou de porcelaine, destinées à contenir les instruments pendant l'exécution de l'opération. Il en faut de diverses formes et de diverses grandeurs pour éviter la confusion des divers instruments. Que le chirurgien préfère les avoir à sa portée, placés sur une petite table (fig. 26, 27 et 28) ou qu'il se les fasse remettre par un aide spécial, ils

ne doivent être exposés ni l'un ni l'autre, soit à se blesser en
rencontrant le tranchant d'un couteau ou la pointe d'une
érigne, soit à chercher inutilement au milieu des autres,
l'outil dont ils ont immédiatement besoin.

D. Pansements et matières des pansements. — Les substances
utilisées pour les pansements sont plus nombreuses encore
que les agents antiseptiques. Chacun de ces agents, soit
à l'état de poudre, soit à l'état de solution, s'il n'est employé
isolément, peut être incorporé à une matière qui lui sert de
porteur. Parfois cette matière, quand elle est *aseptique*, suffit
également à elle seule pour préserver les tissus sur lesquels
elle est appliquée de toute cause d'infection. Ne pouvant
décrire tous les modes de pansements prônés par les chirurgiens depuis quelques années, nous nous bornerons à faire
connaître les types principaux et les formes les plus employées et les plus avantageuses.

1° PANSEMENT DE LISTER. — Sa grande complication en a
rendu l'emploi de plus en plus rare. La plaie réunie et les
drains placés, la surface est recouverte par le *protective*
trempé dans la solution phéniquée faible, et qui dépasse de fort
peu les bords de la solution de continuité. Sur le taffetas on
place quelques fragments de gaze antiseptique, également
mouillés avec la solution faible. On prend alors un grand
morceau de *gaze phéniquée* et on en forme huit couches
superposées. Il doit avoir des dimensions suffisantes, non
seulement pour recouvrir complètement la surface traumatique, mais pour la déborder largement de tous les côtés.
Il est nécessaire que les liquides exsudés ne puissent arriver
au dehors qu'après avoir traversé les huit feuillets de la
gaze.

Pour obtenir ce résultat, ayant légèrement humecté avec
la solution faible les couches de l'étoffe antiseptique qui sont
en contact avec le *protective*, on place entre la septième
feuille de gaze et la plus superficielle, l'imperméable ou
mackintosh, avec sa surface lisse du côté de la plaie. S'il
s'agit d'un membre, du cou, la partie doit être complètement enveloppée par le manchon antiseptique. Le manchon
bien étendu, sans plis, s'applique exactement sur les parties.

Au besoin, une couche de ouate ou d'étoupe antiseptique vient combler les vides et donne à l'appareil plus de souplesse et d'uniformité. Le tout est fixé, immobilisé, par des bandes taillées dans la gaze antiseptique. Ces bandes sont solides, très résistantes, ne glissent pas ; elles sont au besoin renforcées par des bandes de caoutchouc qui assurent aux extrémités de l'appareil une coaptation plus exacte, et dans sa longueur une compression plus uniforme.

C'est dans le même but que l'on peut interposer dans le pansement une large éponge aseptique, de la ouate, de l'étoupe phéniquées, qui permettent d'exercer une pression plus énergique sur certaines parties, sans compromettre la circulation de retour.

Le pansement de Lister n'est pas un pansement rare. Comme les applications phéniquées entretiennent toujours une sécrétion très abondante des surfaces cruentées, il est indispensable de renouveler les pièces du pansement soit après vingt-quatre heures, soit, plus rarement, après le second jour.

Les mêmes précautions pour la purification de l'atmosphère (pulvérisation phéniquée), pour l'asepsie des instruments, pour le nettoyage des mains de l'opérateur et de ses aides (lavages soigneux), sont obligatoires, et l'appareil est refait avec les mêmes soins qu'après l'opération. Pour l'époque des pansements ultérieurs, pour le raccourcissement et l'enlèvement des drains, pour l'ablation des sutures, on se guide sur l'abondance de la sécrétion, sur la douleur, sur l'odeur, sur l'état apparent du pansement et sur la condition générale du blessé.

En tout cas, malgré les inconvénients reprochés à l'emploi prolongé de l'acide phénique au point de vue de la cicatrisation, si l'on veut rester dans la méthode de Lister, comme le dit fort justement J. Lucas-Championnière : « Jusqu'à ce que la cicatrisation soit parfaite, jusqu'à ce que la réparation de la plaie soit *absolument accompli*, il faut persévérer dans la protection antiseptique. »

2° PANSEMENTS ANTISEPTIQUES HUMIDES. — Il en existe deux types, le pansement *ouvert* et le pansement *fermé*.

Parmi les substances antiseptiques, nous signalerons : l'alcool pur ou mitigé et les solutions alcooliques, le perchlorure de fer à 1/5 ; les solutions d'acide phénique à 2 et 5 pour 100 ; les solutions d'acide salycilique, thymique, borique, tanique ; le sublimé de 1 pour 5000 à 1 pour 1000.

a) Pansements ouverts. — Les parties sont ou enveloppées de compresses très fréquemment renouvelées, ou soumises à des pulvérisations fréquentes, ou bien enfin plongées dans un bain prolongé ou permanent. Les pulvérisations seules et les lavages s'appliquent d'une façon directe aux plaies cavitaires. Verneuil a montré les grands avantages de ces pansements ouverts dans les plaies déjà infectées et dans les lésions naturelles ou chirurgicales des surfaces muqueuses.

b) Pansements fermés. — Ici, les parties recouvertes d'une couche plus ou moins épaisse de compresses, de charpie, d'ouate hydrophile, d'étoupe imbibées de la solution antiseptique, sont ensuite enveloppées dans une étoffe imperméable qui s'oppose à l'évaporation des liquides. Une bande de toile, de gaze ou même de caoutchouc maintient l'imperméable et assure une pression uniforme de l'appareil. Applicable aux plaies septiques aussi bien qu'aux plaies chirurgicales, le pansement humide fermé doit être renouvelé tous les jours. Sans cette précaution, les compresses, la ouate, la charpie durcissent par l'évaporation d'une partie du liquide qui les imbibe et deviennent rapidement irritantes pour les tissus.

3° PANSEMENTS ANTISEPTIQUES SECS. — Ici, également, nous rencontrons deux types principaux, suivant qu'on se borne à recouvrir les plaies d'une poudre antiseptique, ou qu'on enveloppe les parties de couches plus ou moins nombreuses d'une matière aseptique par elle-même ou chargée d'une substance germicide. Actuellement, ces deux modes d'action sont le plus souvent combinés, et c'est ainsi qu'on obtient les pansements *durables, rares*, on pourrait dire *permanents*, qui réalisent un véritable progrès.

a) Pansements aux poudres antiseptiques. — Sur la plaie elle-même si la réunion n'en est pas recherchée ; sur la ligne des sutures et à son pourtour si le rapprochement a été fait; aux points où viennent sortir les drains, on répand avec une spatule, avec le doigt, un insufflateur ou un pulvérisateur, la poudre antiseptique adoptée. Il nous paraît que saupoudrer avant de les réunir les surfaces cruentées elles-mêmes, si mince que soit la couche pulvérulente, c'est s'exposer à un manque de réunion primitive, c'est faire courir au patient, sans avantage notable, les dangers d'intoxication qui peuvent résulter de la résorption de la substance germicide.

Il n'est pas nécessaire que la poudre antiseptique soit en quantité considérable, il suffit que toutes les parties de la plaie soient rendues inaccessibles aux germes, que l'air ne puisse arriver jusqu'aux surfaces traumatiques sans s'être auparavant dépouillé de ses propriétés nocives.

L'acide salicylique, l'acide borique, la résorcine, la naphtaline, le sublimé mélangé avec une poudre inerte, le tanin, le sucre, le camphre, le charbon, le quinquina ont été conseillés et vantés pour saupoudrer les plaies. Aujourd'hui, l'iodoforme et le salol sont les poudres antiseptiques les plus employées. Le premier a contre lui son odeur pénétrante et désagréable en même temps que sa puissance toxique, mais le danger n'existe plus si l'on ne dépasse pas 5 grammes de la substance, et l'odeur peut être atténuée par son mélange avec du charbon et l'addition d'essences d'un parfum prononcé. En faveur du salol parlent l'absence d'odeur gênante et la sécurité contre les intoxications.

Le pansement avec les poudres doit être habituellement complété par l'enveloppement des parties avec de la gaze, de la ouate aseptique, de la tourbe, en un mot avec une substance qui fixe la poudre et s'oppose à sa trop rapide disparition. Il est indispensable aussi de maintenir le tout avec une bande et de s'assurer, par un renouvellement du pansement au bout de quelques jours, de la présence sur les surfaces traumatiques d'une quantité encore suffisante de l'antiseptique adopté.

b) *Pansements avec des matières aseptiques ou imprégnées d'antiseptiques.* — Le type des pansements aseptiques, c'est le pansement *ouaté* de A. Guérin. Ici, la plaie opératoire aseptique est mise à l'abri de l'infection par son enveloppement dans une épaisse couche de ouate préalablement *stérilisée*. Cette condition est aussi nécessaire qu'est indispensable la propreté absolue de tous ceux qui concourent à l'application de l'appareil.

Pour cette application, il faut se souvenir : 1º Que les couches de ouate superposées régulièrement doivent s'étendre bien au delà de la plaie ; qu'elles doivent avoir une épaisseur suffisante pour que la pression ne soit pas douloureusement ressentie par le blessé ; 2º que la compression exercée par les bandes doit être énergique en même temps qu'uniforme, pour ne pas entraver la circulation du membre ; 3º que, une fois l'appareil terminé, les mouvements imprimés, les secousses, les chocs même considérables, ne doivent pas retentir douloureusement dans la région opérée.

Ce pansement, renforcé au besoin le soir même ou le lendemain, peut rester en place jusqu'à guérison complète. Tout au plus est-il nécessaire de le renouveler une fois pendant la durée du traitement, et seulement quand la fièvre, des douleurs vives, l'issue de sang ou de pus au dehors, une odeur infecte, viennent témoigner qu'il a cessé de remplir son action. Ces accidents, qui proviennent d'un défaut d'application, sont malheureusement trop fréquents en raison des difficultés que présente, de l'aveu même de M. A. Guérin, la pose méthodique du pansement ouaté. C'est pour cette raison, croyons-nous, qu'il est rarement utilisé aujourd'hui.

Les matières qui, rendues aseptiques par une désinfection préalable ou imprégnées de substances antiseptiques, sont employées à l'état sec pour le pansement des plaies sont : la charpie, le coton cardé ou hydrophile, la gaze, la jute, l'étoupe, la tourbe. Nous ne dirons rien de la jute, de la charpie de bois, de la charpie de verre qui, conseillées et utilisées par quelques chirurgiens allemands, n'ont pas pris racine parmi nous.

α. *Charpie*. — Bien que rendue aseptique par des lavages multiples et par son passage dans une étuve sèche à

150 degrés ou dans une étuve à vapeur sous pression ; bien que devenue antiseptique par l'imprégnation d'acide phénique, d'iodoforme, de chlorure de zinc, de sublimé, la charpie n'est jamais qu'un médiocre agent du pansement sec et durable. A la majorité des chirurgiens actuels elle rappelle la période de l'infection putride et purulente ; aux jeunes médecins elle inspire une répugnance instinctive. Aseptique comme antiseptique elle s'applique assez mal sur les parties, elle se tasse facilement, elle n'est pas susceptible de donner une compression uniforme. Pour peu que la plaie sécrète, ou bien elle laisse passer trop facilement les liquides, ou bien elle les arrête et forme croûte. En somme, elle ne constitue ni un filtre suffisant, ni une protection efficace, ni un remplissage moelleux. Son utilisation ne peut donc être qu'exceptionnelle.

β. *Gaze*. — Ce que nous venons de dire de la charpie s'applique également sous certains rapports à la gaze employée seule. La gaze dite *apprêtée* n'est pas aseptique, elle est peu malléable, s'adapte mal aux parties, et ne convient que pour la confection des bandes destinées à maintenir un appareil. La gaze non apprêtée et *aseptique* est plus souple, se modèle mieux, n'est pas blessante pour les plaies, mais, outre qu'elle n'offre pas toujours toute la sécurité désirable, il en faudrait des couches trop multipliées pour assurer une protection suffisante et pour constituer un filtre à l'égard des germes pathogènes.

Les gazes *antiseptiques*, phéniquée, salicylée, iodoformée, sublimée, sont d'un emploi journalier, mais pour les raisons que nous venons d'invoquer : manque de souplesse, nécessité de couches très nombreuses, perméabilité notable, prix élevé, elles ne conviennent que pour constituer la partie profonde du pansement, celle qu'on applique immédiatement sur les surfaces traumatiques.

γ. *Ouate et coton*. — Nous réunissons ces deux substances souvent confondues dans la pratique, et désignées indifféremment sous l'une et l'autre dénomination. Pour être chargés de substances antiseptiques, coton et ouate sont préalablement purifiés, dégraissés, rendus hydrophiles et absolument désinfectés. En cet état ils jouissent d'une grande souplesse et d'une perméabilité suffisante. Mais, outre leur prix assez élévé, ils présentent l'inconvénient d'adhérer fortement aux surfaces cruentées, de les irriter, de les faire saigner quand on les enlève, enfin, ils se tassent sous la pression des bandes et perdent rapidement de leur souplesse primitive.

δ. *Étoupe*. — Telle que la donnent les procédés *Weber et Thomas*, l'étoupe purifiée antiseptique, phéniquée, sublimée, boriquée, est un excellent agent de pansement. Moins coûteuse que la ouate, elle présente une souplesse presque égale et qui ne disparait pas autant sous l'action d'une compression forte. Elle se laisse moins facilement traverser par les liquides, mais adhère également aux surfaces cruentées et ne saurait, sans inconvénient, être directement appliquée sur les plaies.

ε. *Ouate et tourbe*. — La tourbe préparée par notre camarade le médecin-major Redon jouit d'une souplesse plus grande encore que les agents précédents. Mais en raison des poussières qu'elle abandonne, elle ne saurait être mise directement au contact des plaies. Antiseptisée ou simplement aseptique, elle supporte sans se tasser les compressions énergiques, elle se moule parfaitement sur les parties, elle s'oppose à la décomposition des liquides exsudés.

4° PANSEMENTS ANTISEPTIQUES SECS ET PERMANENTS. — Pour obtenir un pansement permanent on combine d'ordinaire l'emploi des poudres antiseptiques avec l'usage de substances souples et spongieuses qui donnent à l'appareil les conditions de durée et de résistance nécessaires.

1° Sur la ligne de réunion de la plaie, sur l'orifice des drains si l'on a recours au drainage, on dépose avec les doigts, une spatule, un insufflateur, une couche d'iodoforme, de salol, de sous-nitrate de bismuth, de quelques millimètres d'épaisseur. L'absorption de l'antiseptique et les intoxications n'étant pas à redouter dans ces conditions, la dose de poudre peut être plus considérable; il est indispensable qu'elle dépasse la ligne de suture et fournisse à la plaie une protection assurée pendant toute la durée du pansement.

2º Sur la poudre on applique de larges morceaux de gaze phéniquée, iodoformée, sublimée, etc., qui dépassent la solution de continuité de plusieurs centimètres dans tous les sens. Le tissu doit être souple, se modeler exactement sur les parties et être fortement chargé d'antiseptique si son épaisseur est peu considérable. C'est au chirurgien qu'il appartient de déterminer le nombre de feuilles de gaze nécessaire dans chaque cas particulier.

3º La gaze étant maintenue en place par un aide, toute la partie est enveloppée avec de larges bandes de ouate aseptique ou antiseptique, d'étoupe, de tourbe, qui dépassent les limites de la région. La tourbe, d'un emploi très commode, forme un excellent matelassage et s'adapte parfaitement aux irrégularités des plaies. Quelle que soit la matière préférée, il ne faut pas craindre de donner à l'appareil une trop grande épaisseur et de trop grandes dimensions. Pour une opération pratiquée sur le pied, la tourbe montera jusqu'au genou; pour une plaie du genou elle s'étendra des malléoles jusqu'à l'aine; pour une lésion de l'aine, du périnée, le ventre, les fesses, les cuisses doivent être compris dans le pansement.

Il est plus difficile de fixer exactement l'épaisseur à donner à la couche de ouate ou d'étoupe avant sa fixation. Cependant nous pensons qu'elle ne doit pas être moindre de *10 centimètres*, pour conserver de 5 à 6 centimètres après la compression.

4º Pour fixer et maintenir solidement cette enveloppe épaisse, il est bon d'utiliser des bandes de tarlatane apprêtée de 10 à 20 centimètres de largeur, suivant la région, et d'une longueur appropriée. Ces bandes trempées dans une solution phéniquée ou sublimée et complètement exprimées ensuite, deviennent d'une souplesse qui leur permet de s'adapter exactement à tous les contours des parties. Leur résistance est suffisante pour donner une compression légère, trop faible pour exposer à une pression exagérée qui entraverait la circulation du sang. Si elles ont l'inconvénient de s'enrouler sur elles-mêmes, de se corder, il est aisé d'y obvier en apportant un soin convenable à leur déroulement. Elles rendent les renversés inutiles, et quand elles se sont desséchées, leur

consistance est redevenue telle que l'appareil peut résister à
tous les chocs. Il suffit pour cela que le nombre de couches
de tarlatane superposées atteigne au moins quatre à cinq.

Un pansement ainsi constitué est à la fois antiseptique et
durable. Il maintient l'immobilité des parties, met la plaie à
l'abri des frottements et des pressions ; il peut rester en place
jusqu'à la guérison complète, même après les plus grandes
opérations.

E. Accessoires des pansements. — I. FILS A LIGATURE. —
Pour lier les vaisseaux ouverts par la lésion traumatique ou
chirurgicale, ligature immédiate ou médiate, on n'utilise plus
actuellement que le catgut et la soie antiseptiques. Les liens
de caoutchouc sont réservés pour l'étranglement des parties
volumineuses et résistantes telles que les
pédicules des kystes, le moignon de l'utéru.
sectionné, etc.

a) Catgut. — Pour avoir un fil solide et
bien aseptique, suffisamment résistant, il faut
le préparer soi-même dans un mélange de
20 parties d'acide phénique cristallisé pour
2 d'eau et 100 d'huile d'olives. Jeter l'eau
sur les cristaux d'acide phénique, puis faire
émulsionner les cristaux fondus dans l'huile,
en agitant vigoureusement. Mettre dans
un flacon ; placer quelques cailloux et une
baguette de verre au fond du vase, pour
empêcher la corde de toucher à l'eau qui s'y
rassemble. Mettre les cordes à boyau enrou-
lées dans le flacon, boucher hermétiquement
(fig. 29 et 30). Les cordes doivent séjourner

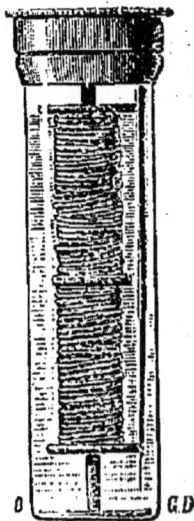

Fig. 29. — Flacon
pour fil à ligature.

dans le liquide cinq à six mois, au moins, pour avoir acquis
la résistance suffisante. Avec le temps elles deviennent meil-
leures encore. Lucas-Championnière donne la préférence
aux cordes françaises et surtout aux cordes non blanchies
que l'on utilise chez les luthiers comme squelette des cordes
filées.

Lister conseille aussi un catgut chromique dont la solidité
serait plus grande et l'absorption moins rapide. Dans une

solution d'acide chromique 1 partie, acide phénique pur 200 parties, pour 4000 parties d'eau, on plonge 200 parties de corde à boyau. Au bout de quarante-huit heures, on retire le catgut, on le fait sécher en prenant soin qu'il soit bien tendu pendant la dessiccation, puis on le conserve dans de l'eau phéniquée à un cinquième.

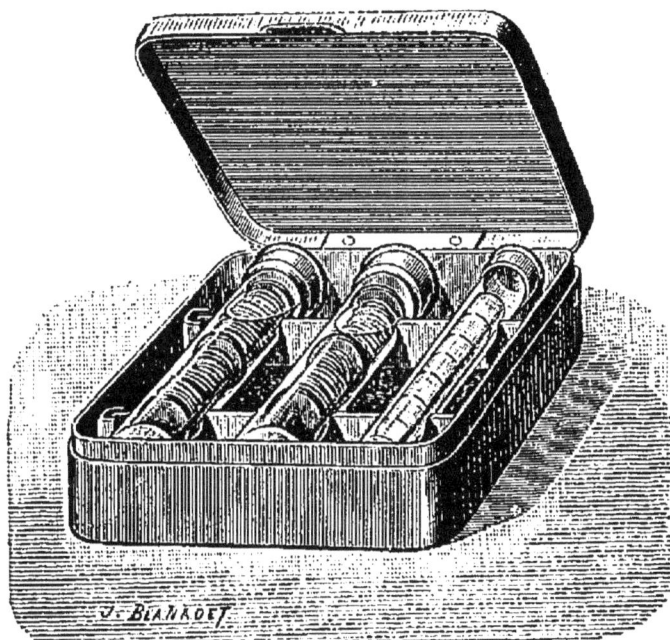

Fio. 30. — Boîte métallique pour les ligatures et sutures antiseptiques, soie, catgut, crins de Florence, etc.

Le catgut que fournit le commerce n'est jamais d'une sécurité absolue au point de vue de son asepsie. Il est donc prudent de le préparer soi-même, ou, si l'on use de celui du commerce, de soumettre les flacons, dans l'étuve, à une température de 110 à 120 degrés pendant quelques minutes. On le conserve dans de petits flacons (fig. 21), ou dans une boîte de métal (fig. 30).

b) Soie antiseptique. — La *soie phéniquée* se prépare en plongeant les fils de soie dans un mélange de 16 parties de cire fondue pour 2 d'acide phénique *(Lister).* On passe ensuite les fils entre deux linges, pour répartir également la cire à leur surface et en enlever l'excès.

Pour assurer son antisepsie, *Billroth* fait cuire la soie pendant une demi-heure à une heure dans la solution d'acide phénique à 5 pour 100, puis il la conserve dans une solution de thymol.

La soie *au sublimé*, se prépare de même par l'ébullition prolongée du fil dans une solution de bichlorure d'hydrargyre à 1 ou 2 pour 1000 ; puis on la conserve dans la liqueur de van Swieten. Si l'on se sert de soie antiseptique fournie par le commerce, nous croyons prudent de lui faire subir au préalable le traitement par l'ébullition dont nous venons de parler.

Il ne faut pas oublier que le catgut comme la soie doivent, après ligature des vaisseaux, rester en contact immédiat avec les tissus, que par conséquent, leur manque de pureté entraîne forcément des accidents inflammatoires et septiques.

II. Fils a suture. — Outre le catgut et la soie qui sont journellement employés pour les sutures, nous trouvons ici les épingles et les fils de fer et d'argent, le crin de Florence et le crin de cheval qui tendent de plus en plus à remplacer les fils de métal.

a) Epingles. Fils métalliques. — Leur asepsie sera facilement obtenue par l'ébullition dans une solution phéniquée forte, ou par l'exposition dans l'étuve sèche à une température de 150 à 160 degrés. Ils seront ensuite conservés dans la même solution bien qu'ils s'y altèrent assez rapidement par l'oxydation.

b) Crins de Florence. — Rendus aseptiques par un lavage avec une forte solution alcaline, puis par l'ébullition dans la solution phéniquée forte ou la liqueur de van Swieten, ils sont conservés dans les mêmes liquides, et préférablement dans des bocaux élevés qui permettent de ne pas les enrouler plusieurs fois sur eux-mêmes. Leur solidité est bien supérieure à celle des crins de cheval, mais ils sont beaucoup plus coûteux.

c) Crins de cheval. — Comme les précédents ils doivent être tout d'abord débarrassés des corps gras qui les imprè-

gnent par des lavages avec une solution forte de soude ou
de potasse. Ils sont alors rendus aseptiques par l'un des procédés indiqués, et conservés dans un liquide antiseptique. Il
est préférable de se servir des crins noirs qui sont plus gros,
plus résistants en même temps que plus visibles. La trop
grande fragilité est, en effet, un des inconvénients du crin de
cheval. Il est indispensable d'éprouver leur solidité avant de
s'en servir, et cette même précaution n'offre que des avantages pour les fils et liens de toute nature.

III. DRAINS. — Bien que d'un emploi chaque jour plus restreint, le drainage est encore d'un usage et nous pouvons
ajouter d'une nécessité trop fréquente, pour qu'il n'y ait pas
lieu d'en étudier les éléments. Les drains de verre, d'os
décalcifié (drains résorbables) ne conviennent qu'à des cas
spéciaux. Le catgut, les crins de cheval, les mèches de gaze
iodoformée, ont également des avantages. Les premiers forment des faisceaux dont le volume peut être progressivement
réduit et pour le catgut, sa résorption graduelle permet de
recourir aux pansements permanents. La gaze iodoformée
donne un drain très souple, capillaire en même temps
qu'antiseptique.

Cependant les drains de caoutchouc sont encore préférés
par les chirurgiens qui recourent habituellement au drainage dans les plaies opératoires. Le caoutchouc gris, à
odeur sulfureuse très accentuée, est mauvais, il est impur et
n'a pas de résistance. Il faut se servir de caoutchouc rouge
dont les parois plus épaisses n'ont pas de tendance à s'accoler
et dont les altérations sont moins aisées. Les tubes, de grosseur variée, sont laissés à demeure dans un vase rempli d'eau
phéniquée à 5 pour 100; après quelques semaines ils sont
devenus aseptiques. On les taille et on les prépare au moment
du besoin.

D'après Nicaise, les tubes, comme *aspect*, doivent pré-
senter des stries correspondantes aux traits de scie et pas
de taches blanches, indices d'une patte passée au laminoir.
Leur *densité* sera faible, moindre que celle de l'eau. Enfin,
leur *élasticité* sera suffisante pour permettre de les allonger
trois fois de leur longueur sans y produire de ruptures. Il est

toujours bon de les désulfurer en les faisant plonger pendant
trois heures, à la température de 60 à 80 degrés, dans une
solution à 1/10 de carbonate de soude pur.

IV. ÉTUVES A STÉRILISATION. — L'immersion prolongée
des instruments et des objets de pansement dans une solution
antiseptique forte expose à la détérioration des premiers et
n'est pas toujours praticable pour les seconds. Malgré les
brossages et les lavages répétés, leur propreté absolue n'est
pas suffisamment démontrée et les chirurgiens ont demandé
à la chaleur une stérilisation plus sûre.

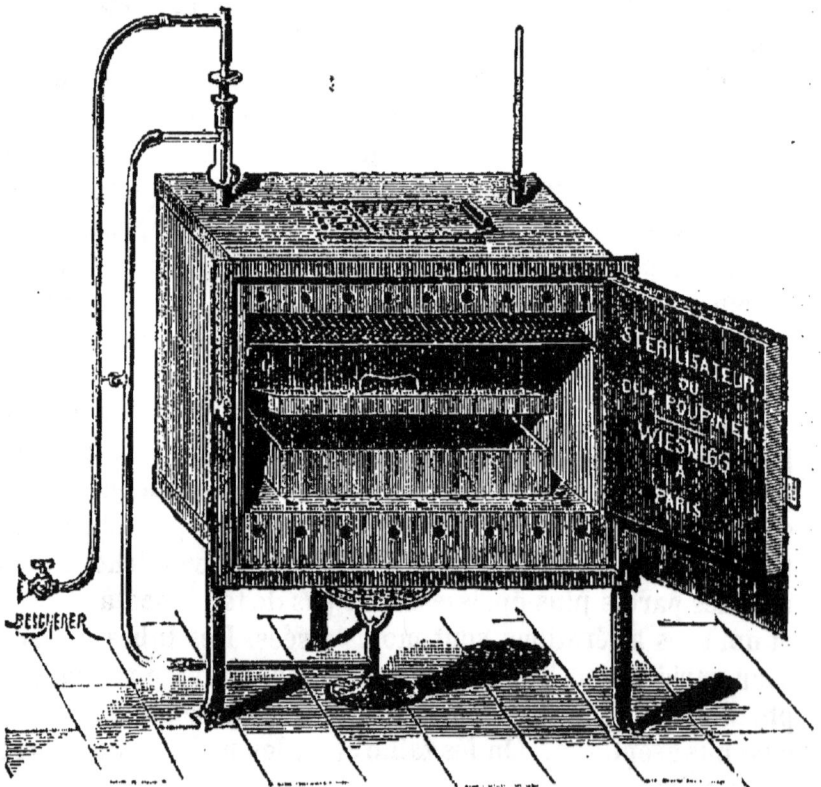

FIG. 31. — Stérilisateur du Dr Poupinel.

Les étuves à stérilisation sont aujourd'hui très répandues.
Aux caisses de métal directement chauffées par le gaz, on
a substitué des appareils mieux conditionnés. On sait que la
chaleur sèche doit atteindre 150 à 180 degrés et être main-

tenue pendant un certain temps, pour obtenir la destruction
assurée des microbes et surtout de leurs germes. Or, cette
température n'est pas supportée par les manches en bois
ou en os des instruments, elle détériore le coton, l'étoupe,
la tourbe et d'une façon générale tous les tissus à pansements.

D'un autre côté, l'échauffement de la tôle et l'expansion
des produits de la combustion du gaz, rendent la pièce in-
habitable en provoquant chez nombre de personnes de vio-
lents accès de toux. Il n'en est plus de même avec les étuves
spécialement construites. Terrier se sert de celle du docteur Poupinel (fig. 31), établie sur ses indications et qui
présente les dispositions suivantes :

La caisse en cuivre rouge, munie d'un thermomètre et
d'un régulateur à mercure, est à double paroi, de façon à
utiliser au maximum toute la chaleur produite par le foyer à
gaz. Les instruments, entièrement métalliques et nickelés, si
c'est possible, y sont soumis pendant quarante-cinq minutes à
la température de 180-200 degrés. Ils sont ensuite placés
dans une boîte métallique que l'on ferme à l'aide d'un cou-
vercle de ouate stérilisée.

Pour maintenir l'asepsie des instruments divers, sondes en
gomme, en caoutchouc, etc., employés pour le cathétérisme
vésical; le professeur A. Poncet, de Lyon, les conserve
après qu'ils ont été stérilisés, dans de la poudre de talc portée à 140 degrés pendant trente minutes dans l'étuve sèche,
et placés dans les tiroirs d'un petit meuble en cuivre, en
couche suffisamment épaisse. Il suffit de les essuyer avec un
tampon de ouate ou de gaze stérilisée avant de s'en servir.
Ce procédé applicable aux autres variétés de sondes et de
bougies, conserve parfaitement le poli de leur surface,
poli qu'altèrent la chaleur et les solutions antiseptiques
fortes.

Quenu emploie pour les instruments une étuve à air sec
du docteur Sorel, chauffée à 140 degrés par un bain de
glycérine contenu dans la paroi creuse de l'étuve. Celle-ci
est divisée en compartiments par des cloisons également
creuses et remplies de glycérine, de sorte qu'il n'y a qu'une

couche d'air insignifiante entre les parois du compartiment et celle de la boite où sont placés les instruments.

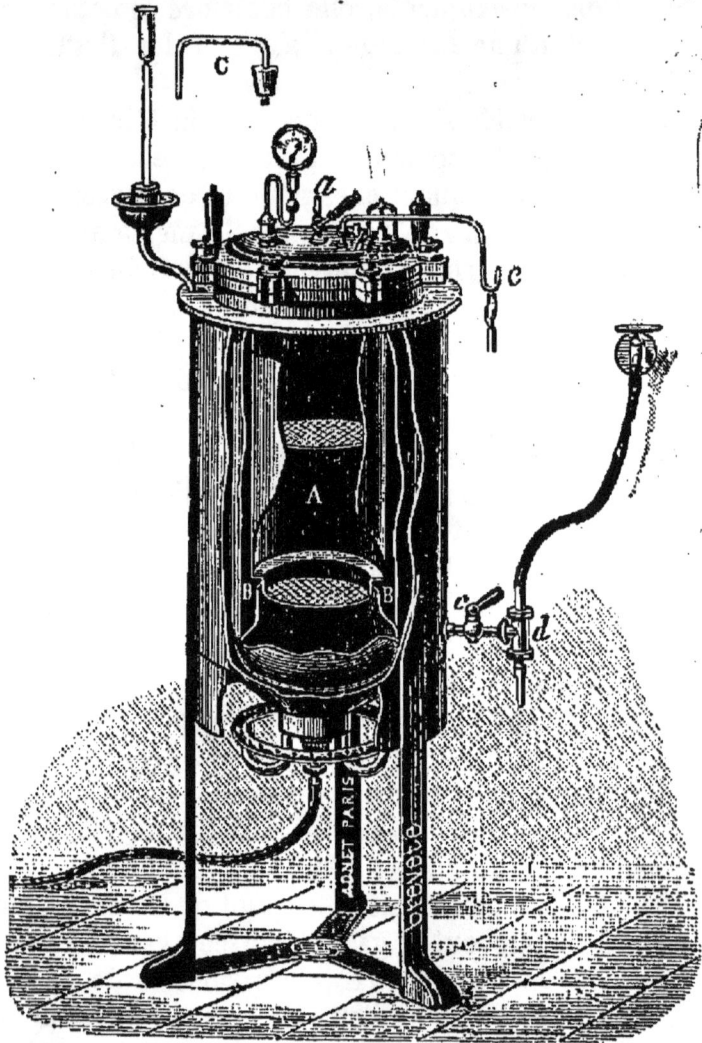

Fig. 32. — Étuve de M. Sorel (Adnet).

Quand il s'agit d'objets de pansement, la chaleur sèche ne donne pas une sécurité absolue, si la masse est un peu considérable, le centre du paquet n'atteignant jamais une température suffisante. Il n'en est plus de même de la vapeur d'eau sous pression. De 110 à 115 degrés, agissant pendant quinze à vingt minutes, elle détruit tout ce qui a vie (Strauss).

Le docteur Rédard a proposé un autoclave à vapeur sous pression, chauffé à l'alcool. Avec une température de 120 degrés et une pression d'*une* atmosphère, la stérilisation est sûre. L'inconvénient de cet appareil est de mouiller les objets de pansement qu'il faut sécher ensuite, ce qui est loin d'être aisé.

M. Sorel, s'inspirant de ces données, a construit une étuve (fig. 32), où la stérilisation des pansements se fait pour ainsi dire en deux temps (Quenu). *Dans un premier temps*, la ouate, les gazes, etc., introduites dans le cylindre métallique sont stérilisées à 130 degrés, sous une pression de $1^{kg},500$ dans la vapeur d'eau saturée ; *dans un deuxième temps*, les substances imprégnées de vapeur d'eau sont rapidement desséchées, grâce aux dispositions très ingénieuses de l'appareil. Malheureusement, si les instruments nickelés supportent très bien cette action, les instruments en acier sont endommagés, il faut pour eux la chaleur sèche.

F. **Chirurgien et ses aides**. — L'idéal de la méthode antiseptique est que tout ce qui approche du blessé ait été préalablement stérilisé. On ne peut exiger que le chirurgien, que le personnel, soient astreints à changer tous leurs vêtements avant d'entrer dans la salle d'opérations. Mais ce qui ne peut être demandé pour *tous* les vêtements, est parfaitement applicable à ce qu'on pourrait appeler l'uniforme de l'hôpital.

Jadis, l'opérateur conservait dans la salle d'opérations le tablier, le sarreau, le veston, la tunique avec lesquels il venait de faire la visite dans les salles, d'examiner les malades, de pratiquer des pansements. Pour ses internes, pour ses aides, c'était bien pis encore, et souvent le tablier et la blouse les avaient accompagnés à la salle d'autopsie et à l'amphithéâtre de dissection, avant de rentrer dans le service.

Un vestiaire précédant la salle d'opérations doit offrir au chirurgien et à ses aides des vêtements extérieurs qui, préalablement stérilisés à l'étuve, sont d'une propreté absolue. Là également doivent s'accomplir les lavages des bras, des mains, indispensables pour les dépouiller de tout germe infectieux.

Un premier lavage à l'eau tiède et au savon est pratiqué et s'étend jusqu'aux avant-bras. Nous aimons beaucoup le mode adopté par de nombreux chirurgiens de relever les manches de la chemise et du sarreau jusqu'aux coudes et de les y fixer solidement par un lacs de caoutchouc. Outre l'avantage de ne pas se salir, cette façon d'agir permet une antisepsie plus sûre de toute la région laissée à découvert, et donne aux mouvements plus de liberté.

On a conseillé des préparations dites : *savons antiseptiques, savons chirurgicaux*, pour remplacer le savon ordinaire et rendre inutiles les lavages antiseptiques, fortement irritants pour certaines personnes. Il peut y avoir intérêt à les essayer dans ces conditions spéciales. Mais ce qu'il importe surtout, c'est qu'avec la brosse, le nettoyage des mains, des doigts, et principalement des ongles, soit minutieusement accompli. Nous ne saurions trop insister sur les précautions rigoureuses qu'il faut prendre à l'égard des rigoles unguéales, réceptacle le plus résistant des microbes et des germes, partie qui vient forcément plonger dans les tissus malades et se trouve pendant toute la durée de l'acte opératoire en contact avec les chairs. Terrillon se sert de brosses à poils latéraux qui pénètrent mieux sous les ongles.

Après le lavage au savon et à l'eau stérilisée, les mains seront plongées dans une solution phéniquée forte ou dans la liqueur de van Swiéten et légèrement frictionnées. Pendant toute la durée de l'opération, des cuvettes remplies des mêmes solutions seront à la disposition de l'opérateur et des aides, pour qu'ils y puissent nettoyer leurs doigts couverts de sang ou salis par le contact avec des produits de sécrétion ou d'excrétion.

Les compresses, les serviettes destinées à essuyer les doigts doivent avoir été stérilisées, les cuvettes ont été lavées à l'eau bouillante,

G. Opéré. — L'asepsie de l'opéré et surtout de la région sur laquelle va porter l'intervention doit avoir été préparée quelques jours à l'avance. A défaut d'asepsie, l'antisepsie sera poursuivie par tous les moyens. Pour le malade lui-même : bains savonneux ou alcalins de tout le corps, nettoyage des cheveux et de la barbe, lavages répétés de toutes les parties sales. Pour la région opératoire : antisepsie interne (salol, naphtol), s'il s'agit du tube digestif; injections antiseptiques pour le rectum, la vessie, l'urètre; pulvérisations pour la bouche, le pharynx, les voies aériennes ; enfin, pour la surface cutanée, section des poils, frictions avec le savon et la brosse, enlèvement des corps gras avec l'éther ou l'essence de thérébentine; et, quand la peau est devenue nette, enveloppement de la région avec des compresses de tarlatane trempées dans une solution antiseptique et recouvertes d'un tissu imperméable. Cet enveloppement, si le temps le permet, doit être institué quelques jours avant l'opération.

AVANT L'OPÉRATION. — Les lavages antiseptiques sont renouvelés sur la région et sur toutes les parties voisines, puis des compresses la mettent à l'abri jusqu'au moment précis de l'acte opératoire.

PENDANT L'OPÉRATION. — Les compresses de tarlatane aseptique recouvrent tout le pourtour du champ opératoire. Celui-ci est soumis à l'action du spray si le chirurgien le juge utile, à des aspersions et des lavages avec une solution antiseptique ou avec de l'eau bouillie chaude, pour enlever le sang et les produits infectieux. Actuellement, cette pratique tend à être abandonnée, et l'emploi du spray, des irrigateurs, des seringues, devient de plus en plus rare. Il semble démontré que le contact répété des solutions antiseptiques fortes est une cause d'irritation locale, de sécrétion exagérée des surfaces traumatiques, et qu'il nuit à la réunion immédiate au lieu de la favoriser.

L'assèchement des surfaces est préférable. Il s'obtient par la ligature des vaisseaux ou mieux par l'application de pinces hémostatiques que l'on retire d'habitude au moment du pansement; il s'obtient par l'enlèvement des liquides avec des éponges ou des tampons de ouate hydrophile stérilisée ou aséptique, qui remplacent avantageusement les premières dans nombre d'opérations.

Éponges. — Rien de difficile, en effet, comme d'avoir des éponges sûrement dépourvues de tout germe infectieux. Le lavage à l'eau bouillante, l'immersion prolongée dans des solutions germicides puissantes, ne suffisent pas pour les

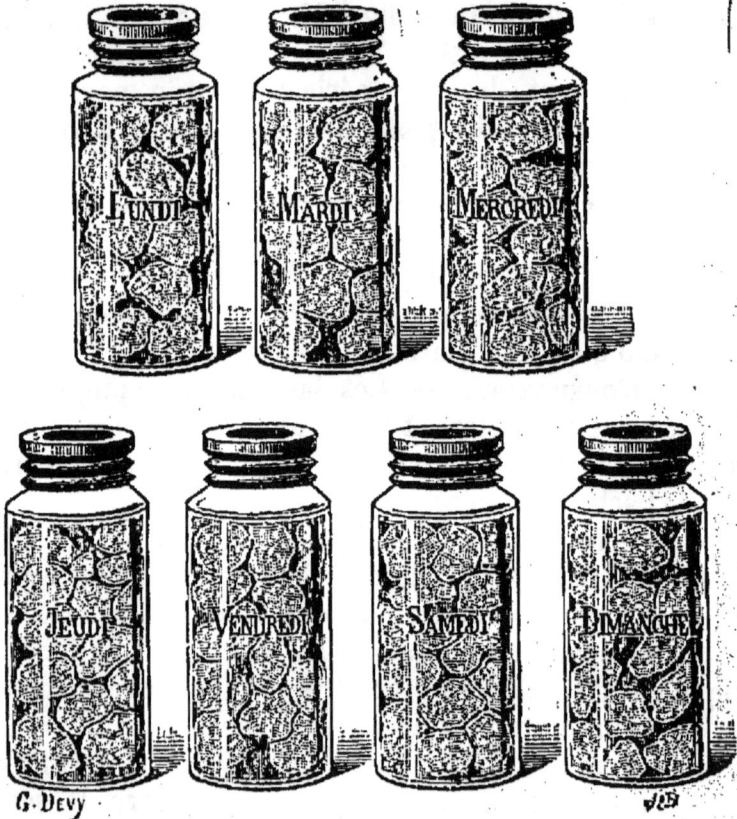

FIG. 33. — Bocaux à éponges (Auvard).

stériliser. D'un autre côté, elles ne supportent pas les températures élevées de l'étuve, et soumises à leur action, elles perdent leurs propriétés si précieuses.

M. Terrier a fait connaître à la Société de chirurgie le procédé employé, depuis 1879, par M. Vercamer, interne à la Salpêtrière, pour la préparation des éponges utilisées dans les opérations abdominales. Ce procédé excellent peut servir de règle. Il consiste : 1º à piler les éponges avec un maillet de bois et à les laver à grande eau pour éliminer le sable et les éléments calcaires brisés par le battage; 2º à traiter par l'acide chlorhydrique dilué au cinquantième pour dissoudre le calcaire resté et laver à grande eau pour enlever l'excès d'acide; 3º à traiter chaque éponge séparément par la solution à 5 pour 1000 de permanganate de potasse pendant un quart d'heure au plus, puis à laver à grande eau ; 4º à plonger les éponges dans une solution de sulfite ou de bisulfite de soude à 2 pour 100, en ayant soin de les bien imbiber. On ajoute alors de l'acide chlorhydrique, d'où dégagement d'acide sulfureux naissant. Rendues parfaitement blanches, les éponges sont de nouveau lavées à grande eau pour éliminer l'acide sulfureux en excès; 5º les éponges sont ensuite plongées dans la solution phéniquée forte ou dans la liqueur de van Swiéten jusqu'au moment de s'en servir. On les passe alors rapidement dans de l'eau bouillie tiède, et on les exprime avec la main avant de les utiliser (fig. 33).

Tissu éponge. — Les chirurgiens allemands utilisent des tampons formés par un tissu de coton spécial qui joue le rôle d'éponges. En raison de leur faible prix, ces compresses ne peuvent servir qu'une fois, mais comme elles supportent l'ébullition, il est possible de les désinfecter et de les stériliser avec la vapeur sous pression.

Tampons de ouate. — Ils sont préférables pour les opérations ordinaires. La ouate hydrophile, stérilisée à l'étuve, forme des tampons d'une grosseur variable que l'on emploie à l'état sec, ou après les avoir plongés dans une solution germicide et les avoir exprimés ensuite. Pour éviter que les fils de coton ne s'attachent aux surfaces, mieux vaut envelopper les tampons dans un nouet de gaze aseptique fermé au collet par un fil également aseptique. Ces tampons stérilisés à l'étuve, sont plongés dans une solution antiseptique et exprimés au moment de leur utilisation. Ils absorbent presque aussi bien que les éponges, sont d'une préparation des plus faciles, et peuvent être immédiatement jetés au feu après avoir servi.

Après l'opération. — L'opération terminée, un lavage

des plus soigneux fait disparaître toutes les souillures de la
plaie et des parties voisines, et le chirurgien procède à la
réunion des surfaces et à l'application du pansement antiseptique qu'il a choisi.

Les instruments sont immédiatement brossés et nettoyés
dans un liquide antiseptique; les matériaux de pansement
enfermés dans des caisses métalliques qui les mettent à
l'abri des poussières; les récipients sont remis en place, la
table d'opération, le parquet, les murs sont frottés, lavés
avec les liquides germicides et tout est prêt pour une intervention nouvelle. En sortant, le chirurgien et ses aides se
dépouillent de leurs vêtements d'opération, et ceux ci ne sont
plus utilisés avant d'avoir été désinfectés par le passage dans
l'étuve à vapeur sous pression, s'ils ont pu être contaminés
par des produits septiques pendant l'acte chirurgical.

3. Antisepsie spéciale aux diverses opérations.

Nous suivrons, dans cet exposé, l'ordre adopté pour la des-
cription des opérations, nous limitant, en raison des détails
dans lesquels nous sommes entrés sur l'antisepsie opératoire
en général, aux indications les plus nécessaires.

A. **Ligatures d'artères.** — La ligature des vaisseaux,
dit Lucas-Championnière, se présente sous un jour tout
nouveau : pas d'élimination des corps étrangers, pas de section nécessaire du vaisseau oblitéré, pas d'irritation du tronc
vasculaire dénudé. Choisissant un fil de catgut de grosseur
convenable et de solidité éprouvée, on l'applique sur l'extrémité béante du vaisseau ou sur le vaisseau lui-même dans
un point de son parcours, en ayant soin de serrer fortement,
de faire d'abord le nœud du chirurgien pour éviter le relâ-
chement immédiat de l'anse et de l'assurer ensuite par un
second nœud simple. Les chefs sont coupés à ras et la plaie
est réunie immédiatement par un ou deux plans de sutures,
suivant sa profondeur.

En raison de la non-interruption de la continuité du vaisseau, le catgut ne divisant pas la tunique externe, la ligature
dans la continuité est aujourd'hui possible pour les plus gros-

ses artères, près de leur origine et au voisinage d'une colla-
térale volumineuse, sans avoir à redouter l'hémorragie
secondaire qui enlevait jadis tous les opérés. Les veines,
grosses et petites, peuvent également être liées sans danger
de phlébite septique et de pyohémie. Pour y interrompre
la circulation, la striction n'a pas besoin d'être forte, et le
nœud du chirurgien est sans utilité. Une seule condition est
nécessaire, réaliser l'asepsie absolue pour éviter la suppuration.

B. **Amputations des membres.** — La méthode circulaire
et ses dérivés, moins favorable à l'antisepsie, doit céder
la place, dans la plupart des amputations et des désarticulations aux méthodes à un et à deux lambeaux. Les procédés
de notre excellent maître, le professeur Marcellin Duval, de
la marine, sont aujourd'hui les procédés de choix. Pour
assurer la réunion immédiate, condition nécessaire d'un
bon moignon, le lambeau ou les lambeaux ne seront pas pris
trop longs. Du moment où la rétraction secondaire n'a plus à
s'exercer, inutile d'avoir une doublure surabondante. On
déterminera la longueur et la largeur des lambeaux d'après
la rétraction primitive, on réséquera les tendons, les apo-
névroses, les muscles qui gêneraient la réunion ; les os seront
coupés très haut, les nerfs plus haut encore, s'il le faut, pour
éviter leur compression dans les chairs. Les sutures seront
faites avec le plus grand soin, une douce compression appli-
quera le lambeau sur la plaie de section ; deux et au besoin
trois drains, perpendiculairement placés, assureront l'issue
des liquides exsudés.

Grâce à l'absence de suppuration dans la profondeur
comme à la superficie des plaies, les cartilages articulaires
n'ont plus à être éliminés, et la réunion immédiate est applicable aux désarticulations comme aux amputations dans la
continuité.

C. **Résections osseuses.** — L'absence de lésions des gros
vaisseaux autorise dans les sections articulaires la recherche
de la réunion immédiate, et le but de l'antisepsie est ici
d'éviter toute suppuration. Certains chirurgiens, confiants
dans les qualités hémostatiques des pansements à la tourbe et

dans la compression qu'ils exercent, négligent complètement l'hémostase de la plaie. Les mêmes chirurgiens rejettent le drainage comme inutile, et sous un seul pansement, voient guérir les résections les plus étendues.

Il nous paraît prudent, cependant, de lier ou de tordre, avant de réunir, les vaisseaux qui saignent ; il nous semble également plus sûr de ne pas renoncer au drainage qui n'a pas un rôle irritant et qui sert de soupape en cas de sécrétion très abondante. Nous croyons aussi que la suture des os avec du fil d'argent doit être faite, si l'on recherche la soudure osseuse, et qu'il est bon de joindre au pansement un moyen d'immobilisation plus énergique.

S'agit-il, au contraire, d'obtenir la mobilisation ; le peu de réaction qui suit l'emploi de l'antisepsie, permet d'imprimer de bonne heure aux parties les mouvements utiles à la formation de la jointure nouvelle. On a même fait le reproche à la méthode antiseptique de ne pas favoriser la formation du cal et d'exposer à des pseudarthroses à la suite des résections osseuses. Le fait est vrai, et voilà pourquoi la suture directe des os doit être pratiquée dans les cas où l'on veut obtenir leur soudure, la solidité, non la mobilité.

Dans la trépanation des os du crâne, si l'état de la rondelle osseuse détachée par la couronne ne contre-indique pas sa réapplication, il est permis de la remettre en place après l'avoir bien nettoyée et d'espérer sa soudure. On évite ainsi les dangers d'une cicatrice dépressible. Aujourd'hui cette opération, jadis si redoutée, n'est par elle-même jamais suivie d'accidents graves.

D. **Opérations sur les nerfs.** — Qu'il s'agisse de résection, d'élongation, de suture d'un tronc nerveux, les avantages de la réunion primitive de la plaie opératoire ne peuvent être mis en doute. Grâce à l'antisepsie, les deux bouts du nerf peuvent être rapprochés sans que l'inflammation et la suppuration viennent détruire l'union obtenue par le catgut ou par des fils de soie aseptiques. Après les distensions, on n'a pas à redouter les adhérences cicatricielles profondes, cause de douleurs et de gêne fonctionnelle. Enfin dans les résections des nerfs sensitifs, d'habitude pratiquées au voisinage immédiat d'organes importants, souvent à de grandes profondeurs et jusque dans la cavité crânienne, l'absence de suppuration est souvent indispensable pour autoriser de telles interventions.

E. Opérations sur les tendons. — La ténotomie sous-cutanée n'est pas toujours applicable. En poursuivant une antisepsie sévère, il est permis de diviser à ciel ouvert des tendons membraneux qui, comme le chef claviculaire du sterno-cléido-mastoïdien, n'ont pas de limites aisées à déterminer et sont voisins de gros vaisseaux veineux.

Plus encore a profité de l'antisepsie la suture des deux bouts d'un tendon divisé. En se servant de bon catgut, non seulement on évite sûrement la suppuration et les adhérences à la gaine enveloppante, mais au cas où les fils viendraient à couper le corps fibreux, leur présence suffit pour favoriser la formation d'une corde tendineuse nouvelle qui rétablit la continuité du tendon.

F. Autoplasties. — La réunion primitive indispensable au succès de ce genre d'intervention manquait souvent autrefois, malgré les soins qu'apportait l'opérateur à la confection et à l'adaptation des lambeaux. Actuellement, si l'antisepsie est rigoureuse, la suppuration n'est plus à redouter. Il n'est même pas nécessaire de nettoyer minutieusement les tissus du sang qui les baigne, d'appliquer les sutures avec perfection. Ce qu'il faut, c'est que les lambeaux s'appliquent exactement sur les chairs où ils doivent prendre vie, c'est que leur immobilité soit assurée par un bandage doucement compressif.

Le drainage peut n'être pas utile, il n'est pas employé d'habitude, car il nuirait à la réunion totale. Lucas-Championnière conseille de laver les grands lambeaux avec la solution phéniquée, les petits lambeaux avec de l'eau boriquée; il recouvre les parties réunies avec un linge fin imprégné largement d'onguent boriqué. Cet antiseptique n'est pas irritant. Cependant beaucoup de chirurgiens lui préfèrent la vaseline iodoformée et le pansement à la gaze iodoformée et au sublimé. Le choix dépend des convictions de l'opérateur.

G. Opérations sur les yeux. — Les opérations oculaires ont largement profité de la méthode antiseptique, et les suppurations, les panophtalmies consécutives à l'extraction de la cataracte sont devenues exceptionnelles. Si cependant les annexes de l'œil supportent jusqu'à un certain point les applications antiseptiques usuelles, il n'en est plus de même pour cet organe si délicat.

Il faut donc utiliser ici des substances moins énergiques, incapables d'altérer chimiquement les tissus, et l'acide borique à 4 pour 100 en solution pour lavages et pulvérisations, en pommade avec la vaseline, fut pendant longtemps le topique préféré. Malheureusement son pouvoir germicide est presque insignifiant, et les culs-de-sac conjonctivaux, les voies lacrymales sont les réceptacles ordinaires de germes aussi nocifs que difficiles à atteindre.

L'acide phénique à 1/500, le sublimé à 1/10.000 n'amènent pas une irritation très grande; de même le biiodure mercureux à 1/20.000, le cyanure de mercure. En somme, toutes les précautions antiseptiques ordinaires doivent être prises pour l'opérateur, les aides, les instruments, ainsi que pour les parties voisines de l'œil malade. En y ajoutant les nettoyages soigneux des culs-de-sac conjonctivaux et des voies lacrymales par des injections, des lavages, des pulvérisations, l'opérateur aura réalisé, dans la mesure du possible, un champ opératoire aseptique. Libre à lui, suivant ses convictions, de compléter ces mesures avant, pendant et après l'opération, par des applications locales de l'antiseptique qui possède sa confiance. Un pansement occlusif antiseptique est ici d'un emploi journalier.

H. Opérations sur la bouche, le nez, le pharynx. — En raison des microbes et des germes nocifs qui, dans l'état de santé, pullulent dans ces cavités, leur désinfection s'impose avant toute intervention chirurgicale. Il est malheureusement fort difficile, pour ne pas dire impossible, de réaliser ici une antisepsie absolue. Cependant, tout doit être tenté pour éviter les accidents putrides, trop communs après les lésions des muqueuses qui tapissent leurs anfractuosités. Les gargarismes, les grands lavages, les pulvérisations antiseptiques, les inhalations et les attouchements, tous les procédés seront mis en usage. Il ne faut pas oublier cependant que ces membranes sont absorbantes et que les liquides de lavage sont exposés à passer dans les voies digestives en petite quantité. Les substances toxiques ne seront donc employées qu'avec prudence. Après l'intervention, le tamponnement iodoformé peut rendre de grands services. Le thermo-cautère, le galvano-cautère, sont dans certains cas d'un emploi plus sûr que l'instrument tranchant.

I. **Opérations sur le larynx, la trachée, l'œsophage.** — Les insufflations de poudres antiseptiques, les pulvérisations et les vaporisations de substances germicides, ne donnent pour la désinfection du larynx, et à plus forte raison pour celle de la trachée que de très médiocres résultats. D'un autre côté la sensibilité exquise de ces parties et les dangers d'introduction d'une quantité notable de liquide dans les bronches et le poumon, rendent l'application des solutions antiseptiques manœuvre très délicate. Si donc on attaque les organes de dehors en dedans, on aura recours aux précautions habituelles. Si l'intervention doit être endo-laryngée ou trachéale, ou œsophagienne, le chirurgien fera de son mieux pour assurer une asepsie forcément relative.

J. **Opérations sur les plèvres.** — La pleurotomie exige de minutieuses précautions antiseptiques pour éviter l'infection du foyer. Trocart et aiguille doivent être flambés avant de s'en servir. Le pansement de l'empyème est exposé à se déplacer, il doit s'étendre à tout le côté de la poitrine. Si de l'air entre dans la cavité pleurale, qu'au moins il ait été dépouillé de ses germes nocifs.

La pleurotomie peut être suivie de guérison sans qu'on ait employé des injections, des lavages antiseptiques de la plèvre. Cette pratique de l'abstention est actuellement en faveur. Au moins n'est-il pas urgent de laver la séreuse pulmonaire sitôt après l'avoir vidée. L'introduction dans une aussi vaste cavité de solutions germicides énergiques (acide phénique, sublimé) en même temps que toxiques, n'est pas sans entraîner des dangers d'empoisonnement, pour peu qu'il y ait rétention d'une partie du liquide. Il est vrai que l'eau boriquée à

3 ou 4 pour 100, le chlorure de zinc à 5 et 6 pour 100, n'exposent pas aux mêmes accidents. On peut aussi les éviter en partie, en faisant suivre les injections phéniquées ou sublimées d'un grand lavage avec de l'eau filtrée bouillie. Mieux vaut cependant n'y recourir que dans les cas où il y infection manifeste du liquide secrété par la plèvre altérée.

De même après les résections costales étendues et multiples (Estlander-Létiévant), on devra ménager des applications iodoformées.

K. **Opérations sur le péritoine.** — Les mêmes précautions s'appliquent à toutes les grandes cavités séreuses, et si l'ouverture du péritoine n'a plus rien aujourd'hui de la gravité qu'elle présentait jadis, c'est à condition d'une antisepsie parfaite. Grâce à l'emploi des antiseptiques la kélotomie est devenue moins meurtrière, la désinfection du sac herniaire et des anses intestinales sorties permet de réduire sans danger des viscères infectés déjà par la sérosité putride de la poche herniaire. De plus, la cure radicale ou chirurgicale des descentes est devenue le complément naturel de toute herniotomie. Abandonnées depuis longtemps par crainte de la péritonite, ces opérations sont aujourd'hui devenues possibles. On doit dans les cas convenables remédier aux accidents des hernies volumineuses, adhérentes, douloureuses, compliquées, par l'ouverture du sac, l'excision de ses parois et la suture du collet avec du catgut.

S'agit-il de pénétrer dans le péritoine pour aller à la recherche de l'estomac, de l'intestin, pour ouvrir une bouche stomacale, faire un anus artificiel, suturer des anses perforées, extraire une tumeur ; l'antisepsie absolue est une condition nécessaire du succès. On connaît aujourd'hui les propriétés d'absorption, les qualités de neutralisation de la séreuse. On sait que, s'il est dangereux d'y introduire de grandes quantités de solutions germicides douées de puissance toxique, l'eau tiède filtrée, bouillie, parfaitement dépouillée de germes, suffit le plus souvent pour le nettoyage, la toilette du péritoine. On sait aussi que les lavages avec cette eau bouillie atténuent considérablement, s'ils ne le suppriment, le pouvoir absorbant de l'épithélium péritonéal. Enfin, l'ex-

périence a montré que la péritonite étant presque toujours
de nature septique, due à l'entrée et à la multiplication des
microbes pathogènes, il dépendait du chirurgien de l'éviter
presque à coup sûr.

Le refroidissement du malade et des viscères exposés étant
une cause de dépression profonde, des compresses, des serviettes aseptiques chaudes doivent être maintenues sur les
parois de l'abdomen, jusqu'au voisinage immédiat de la plaie,
et sur les organes qu'elles réchauffent et protègent quand ils
font issue au dehors. Pas de spray, pas d'irrigations antiseptiques inutiles, mais une toilette rigoureuse des parties qui
peuvent avoir été contaminées.

Pour les ligatures vasculaires, on se servira du catgut ;
pour les sutures des viscères et spécialement de l'intestin, de
la soie fine antiseptique plus aisée à manier et qui s'enkyste
sans inflammation si elle n'est pas éliminée. Même les crins de
cheval et les lacs de caoutchouc aseptiques semblent supportés
par le péritoine et peuvent y être abandonnés sans danger.

La fermeture de la séreuse est faite avec les précautions
les plus minutieuses pour éviter l'introduction d'éléments
infectieux : suture isolée des bords de la séreuse, suture des
parois, suture des téguments. Si l'on s'attaque à des organes
placés en tout ou en partie hors de la cavité péritonéale (extirpation du rein, par exemple), en traversant la séreuse, il est
prudent, par des sutures méthodiquement placées, d'isoler
la loge du viscère enlevé de la grande cavité de l'abdomen.

L. **Opérations sur le rectum.** — Dans les interventions qui
portent sur le gros intestin, l'antisepsie intestinale obtenue
par l'ingestion du salol, du naphtol, du charbon pulvérisé,
doit être combinée avec les irrigations faites par l'anus. De
grands lavements doivent toujours précéder les lavages antiseptiques. On ne saurait trop insister sur la nécessité d'introduire dans le gros intestin des quantités considérables de
liquide pour obtenir l'expulsion de toutes les matières, mais
il ne faut pas oublier que ces lavages doivent être pratiqués
avec de longues canules flexibles, et que le liquide ne doit
pas être abandonné dans l'intestin. Autrement il est rejeté
pendant l'opération et vient souiller la plaie.

Le tamponnement à la gaze iodoformée est jusqu'ici le pansement qui, dans ces opérations, met le plus sûrement à l'abri des accidents septiques. Peut-être expose-t-il à des intoxcations iodoformiques. On préviendra ces accidents en limitant au strict nécessaire la quantité d'iodoforme laissée en contact direct avec les surfaces absorbantes.

M. **Opérations sur les organes génitaux.** — Elles nécessitent de minutieuses précautions, en raison des nombreux replis des surfaces et des dépôts sébacés dont elles sont habituellement chargées. En même temps, on n'emploiera pas de solutions fortes qui causeraient une irritation très violente. Les pansements doivent s'étendre bien au delà de la région, ils sont toujours d'une application délicate.

Dans la castration, le catgut utilisé pour la ligature en masse ou en deux ou trois faisceaux séparés du cordon des vaiseaux spermatiques, permet la réunion rapide de la plaie.

N. **Opérations sur les voies urinaires.** — La suppuration des voies urinaires est trop souvent le résultat de l'introduction d'instruments malpropres, pour que l'emploi des antiseptiques ne soit pas ici de première nécessité. Sondes, cathéters, lithotriteurs, lithotomes et ténettes, tous ces instruments qui présentent des cavités, des cannelures, des gouttières, parfois impossibles à examiner par leurs yeux, demandent, exigent un entretien minutieux. Les lavages antiseptiques ne suffisent pas, la stérilisation par la vapeur sous pression doit être employée aussi largement que possible. Tous les instruments métalliques seront nikelés, pour qu'ils n'éprouvent pas de détérioration. Pour les sondes dites de gomme, si leur propreté n'est pas absolument certaine, mieux vaut les rejeter et les remplacer par des algalies neuves.

C'est également avec des corps gras antiseptiques, huile, vaseline phéniquée, que les cathéters seront graissés avant leur introduction.

L'antisepsie des voies urinaires peut-elle être aisément et sûrement obtenue ? Tout d'abord on peut agir par l'intermédiaire des urines en faisant ingérer au malade plusieurs jours avant l'intervention, de l'acide benzoïque ou du benzoate de soude, du biborate de soude, du salol, substances éliminées en majeure partie par les reins. S'agit-il de la vessie, de l'urètre, les lavages, les irrigations avec des solutions antiseptiques doivent être utilisés. Il ne faut pas oublier cependant que la vessie est très irritable, que la perte de son épithélium fait sa muqueuse absorbante et que, de ce chef, les liquides puissants, mais toxiques, se trouvent éliminés.

L'acide borique, conseillé depuis les travaux de Pasteur et journellement utilisé, ne paraît pas jouir de propriétés bien actives. Il rend cependant de réels services.

Dans les opérations de la taille, bien que sa plaie opératoire doive le plus souvent constituer temporairement une voie d'écoulement pour l'urine, il ne faut pas croire que l'on puisse sans inconvénient renoncer à la méthode antiseptique. Si les dangers de la lithotomie ne sont pas seulement de nature infectieuse, il est démontré cependant que les inflammations septiques sont pour beaucoup dans la mortalité.

Sans accepter pour la section des tissus mous l'emploi régulier du thermo ou du galvano-cautère qui complique l'intervention et en accroît sensiblement la durée, nous croyons que les précautions antiseptiques ordinaires doivent être prises avant, pendant et après l'opération. Plus que dans les lithotomies périnéales, elles sont indispensables dans la section sus-pubienne. C'est depuis leur adoption que cette opération, un instant trop délaissée, est entrée de nouveau dans la pratique courante. Sans être autorisé jusqu'ici à poursuivre par la suture antiseptique l'occlusion immédiate et totale de la plaie de la vessie, le chirurgien, grâce à un drainage bien fait met son opéré à l'abri des infiltrations urineuses qui compliquaient trop souvent, jadis, la cystotomie hypogastrique.

Inutile d'ajouter que, après l'opération, des lavages régulièrement pratiqués maintiendront le réservoir urinaire dans l'état de propreté désirable et, prévenant la décomposition des urines, leur enlèveront tout pouvoir d'infecter ainsi les plaies encore absorbantes.

OPÉRATIONS NOUVELLES

Addition au § X du Chap. II. — *Amputation des membres*, p. 237.

Amputation inter-scapulo-thoracique.
Procédé de Berger-Farabeuf

C'est un procédé à deux lambeaux; l'un antéro-inférieur ou pectoro-axillaire; l'autre supéro-postérieur ou cervico-capsulaire. L'opération comprend deux parties : *a)* l'hémostase; *b)* l'opération proprement dite.

L'incision pour la découverte, l'isolement, la résection de la clavicule et la ligature des vaisseaux sous-claviers a 10 centimètres de longueur. Elle part à deux doigts en dehors de l'articulation sterno-claviculaire, sur la clavicule, devant plutôt qu'au-dessus, et se termine à l'articulation acromio-claviculaire, sur le sommet *dépressible* de l'angle formé par le bord postérieur de la clavicule et la crête scapulaire. Elle est rectiligne.

Pour tracer le lambeau postérieur on la prolonge derrière l'omoplate, par le plus court chemin, vers la face postérieure de l'angle scapulaire où aboutit le contour du lambeau antéro-inférieur.

Le tracé du lambeau antéro-inférieur part du milieu de l'incision claviculaire, se dirige en dehors et en bas au delà du bec coracoïdien, *tangible*, empiétant un grand doigt sur le deltoïde, se recourbe sur l'union du bord inférieur du tendon grand pectoral avec le bras, traverse la face interne de la racine du membre jusqu'au delà du tendon grand dorsal, s'arrondit, descend en arrière, suit le sillon *visible* et *tangible* qui sépare du bord axillaire de l'os la masse musculaire du grand rond et du grand dorsal, pour s'arrêter enfin derrière l'angle scapulaire inférieur.

Position du malade et de l'opérateur. — Le malade est couché, le dos sur un coussin, au bord du lit. Dans la

première partie, le bras repose modérément écarté du corps,
l'opérateur est en dehors avec deux aides, un troisième aide
se tient en face, du côté opposé. Pour faciliter la résection,
le moignon de l'épaule est poussé en avant, soit par un tampon placé sous le scapulum, soit par la main d'un aide. Pendant les ligatures, l'effacement du moignon en arrière tend
et étale les éléments vasculaires.

Avant d'entamer la désarticulation (2e partie), on rapproche
le tronc du bord du lit, la moitié du dos débordant le coussin
épais et *ferme* qui le soulève. Alors le bras est écarté par
un aide, l'opérateur se tient en dedans pour tracer le lambeau antérieur ; puis le bras rapproché du tronc, l'opérateur
se place en dehors pour décrire le second lambeau. Pendant
la section des attaches musculaires marginales, les aides
écartent les deux lambeaux ; l'opérateur tient de la main
gauche le bras malade, placé en dedans du bras droit, en
dehors du bras gauche.

PREMIÈRE PARTIE. — *Premier temps.* — *Section et
résection de la partie moyenne de la clavicule.* — Bras
couché, peu écarté. Le chirurgien, en dehors, fait l'incision
commençant devant la clavicule, un peu en dedans du bord
externe du sterno-cléido-mastoïdien, et finissant derrière
ou sur l'articulation acromio-claviculaire.

L'incision coupe successivement : la peau, le peaucier, le
périoste ; on coupe entre deux ligatures la veine qui unit la
céphalique à la jugulaire externe.

Avec la rugine, on dénude l'os, on décolle le périoste au-
dessus et en arrière, puis, devant et dessous, on passe une
sonde ou un écarteur, placé de champ et tenu par des crochets. L'épaule est soulevée par un tampon rétro-scapulaire
ou par un aide, et la clavicule immobilisée par un davier fixé
en son milieu et solidement tenu.

On scie au ras des insertions du chef externe du sterno-
cléido-mastoïdien, obliquement en bas, en dehors, en arrière,
avec une scie cultellaire, une scie à chaîne ou passe-partout.
On soulève alors le fragment externe, on le dénude et on le
coupe avec la scie ou des cisailles, au tubercule d'insertion
du deltoïde.

Deuxième temps. — *Ligature des vaisseaux.* — On racle le muscle sous-clavier, on le soulève sur une sonde cannelée, on le coupe avec des ciseaux au niveau de la surface de section interne de la clavicule, puis, saisi avec des pinces, on le résèque dans toute la portion découverte.

A la place du sous-clavier, il n'y a rien; l'aponévrose y est si mince qu'elle ne se sent ni ne se voit. Le bout de l'index gauche s'y porte, puis, remontant vers le cou, devant les nerfs, accroche facilement le bord tranchant de l'aponévrose moyenne omo-claviculaire, où sont les vaisseaux sus-scapulaires que l'on charge en masse sur un double fil, sans y comprendre le muscle omo-hyoïdien placé plus haut. On coupe ces vaisseaux entre deux ligatures.

Assez souvent on peut voir dès lors, en dedans, le bord supérieur de la veine sous-clavière, en dehors les nerfs; au milieu, l'artère cachée dans le tissu cellulaire. Au lieu de chercher, mieux vaut abaisser d'abord pour la distendre et la rompre, la lèvre antérieure de la gaine du sous-clavier, qui formait le ligament coraco-claviculaire interne, et la débrider au besoin dans sa partie externe. Alors, même si l'on ne voit rien, le doigt remis à la place du sous-clavier et promené de haut en bas, accroche le nerf du grand pectoral, quelle que soit l'épaisseur de la graisse. Ce petit nerf tangible, bientôt visible, surcroise obliquement l'artère flanquée de la veine en dedans, des nerfs en dehors.

On dénude avec prudence la veine, au-dessous de la partie de la clavicule réséquée, donc la *veine axillaire*, et l'on place à 1 centimètre l'un de l'autre deux fils qui, sauf danger, ne sont serrés qu'après la ligature de l'artère. Celle-ci est cherchée et dénudée, en dedans et au-dessus du filet nerveux du grand pectoral. Deux fils sont placés à 1 centimètre au moins de distance et serrés, puis le vaisseau est coupé entre. Alors seulement on serre les ligatures de la veine et on la divise. Mieux vaut lier bas, c'est plus facile et plus sûr.

DEUXIÈME PARTIE. — *Premier temps.* — *Incision et dissection du lambeau antéro-inférieur.* — Bras écarté, opérateur en dedans. L'incision cutanée part du milieu de la

première et se porte en dehors et en bas, au delà du bec coracoïdien et de l'interstice deltoïdo-pectoral, empiétant de 1 et
2 doigts sur le deltoïde. Arrivée au niveau de la jonction de
la paroi antérieure de l'aisselle et du bras, elle croise le bord
inférieur du tendon du grand pectoral et coupe transversalement la peau interne du bras, jusqu'au delà des tendons du
grand dorsal et du grand rond.

Le bras est relevé par un aide. L'incision se continue dans
le sillon qui sépare en arrière le bord externe de l'omoplate
de la masse commune au grand dorsal et au grand rond, et
le suit pour se terminer sur le milieu de la face postérieure
de l'angle scapulaire.

Le lambeau antérieur limité, son contour libéré, on sectionne les muscles pectoraux, sur le doigt, près de leurs attaches. Quelques coups de tranchant prudent entre les ligatures font voir le plexus brachial et laissent engager l'index
au-dessous pour le couper assez haut, sans tiraillements.
L'épaule tirée en dehors avec les bouts périphériques des
nerfs et des vaisseaux, le couteau se promène de haut en bas
et en dehors. Des pinces sont jetées sous tous les vaisseaux
saignants.

*Deuxième temps. — Incision et dissection du lam-
beau postéro-supérieur.* — Bras au corps, épaule soulevée, chirurgien en dehors. Reprise dans sa partie externe de
la première incision claviculaire, que l'on conduit, par le
plus court chemin, rejoindre l'angle inférieur de l'omoplate
et la fin de l'incision antérieure. On libère rapidement ce
lambeau, relevant les téguments seuls dans la fosse sous-épi-
neuse, on désinsère le trapèze de l'épine scapulaire et de la
clavicule, pour le décoller et le confier à un aide qui le tient
écarté dans le lambeau.

*Troisième temps. — Section des attaches muscu-
laires marginales.* — L'opérateur saisit de sa gauche la
racine du bras ; ses aides écartent les lambeaux et compri-
ment, dans le haut du lambeau postérieur, les vaisseaux sca-
pulaires postérieurs. Il est en dedans pour le bras droit, en
dehors pour le gauche. Il tire dessus comme pour l'arracher
avec l'omoplate. Cette traction dégage le bord supérieur et le

bord spinal, que rase aussitôt le milieu du tranchant, pour diviser en un instant, par de rapides mouvements, le double feuillet musculaire qui s'y rattache.

On cherche dans le cou, en dehors des nerfs, près de la section de l'angulaire, l'endroit où la scapulaire postérieure est coupée, pour la saisir et la lier.

Le lambeau postérieur égale à peu près l'antérieur. La ligne de réunion est oblique en bas, en arrière, en dehors; le point déclive est en bas.

Addition au § XVI du CHAP. II. — *Amputation des membres*, p. 304.

Amputation ostéo-plastique du pied de Tauber.

Elle consiste dans la conservation de la moitié interne du calcanéum qui vient se souder à l'extrémité malléolaire du tibia.

Premier temps. — L'incision part du point d'insertion du tendon d'Achille, au côté externe de la jambe. Passant transversalement sous la malléole externe jusqu'à l'articulation de Chopart, coupant alors le bord interne du pied perpendiculairement et se prolongeant jusqu'au milieu de la plante en s'arrondissant légèrement, elle remonte de là à son point de départ sous la face plantaire. On coupe tout jusqu'aux os et on dégage le lambeau.

Deuxième temps. — Section des ligaments externe, antérieur et interne, ce dernier de bas en haut; ouverture de l'article.

Troisième temps. — Énucléation de l'astragale saisi avec le davier; ablation de l'avant-pied dans l'articulation de Chopart; le calcanéum reste entre les lèvres de la plaie avec ses parties molles internes non attaquées. On saisit alors le talon avec le davier, et on le tire en dehors, de façon que la surface cartilagineuse du calcanéum fasse face à l'opérateur. Celui-ci confie le davier et l'os à un aide, il place une scie ordinaire perpendiculairement, dans la direction du grand diamètre du calcanéum ou un peu obliquement, et il sépare

45.

la moitié externe de l'os, sortant par la section correspon-
dante des parties molles de la plante. Le lambeau talonnier
interne renferme ainsi dans la profondeur un morceau presque
quadrangulaire du calcanéum et l'artère tibiale postérieure
intacte.

Quatrième temps. — Section des os de la jambe au-
dessus des malléoles, perpendiculairement à leur axe, ligature des artères, coaptation des os. Cette réunion se fait
facilement, sans tension du tendon d'Achille, dont le point
d'insertion est rapproché.

Amputation intra-calcanéenne horizontale de Chaput.

Premier temps. — *Tracé d'une raquette à queue
externe.* — La raquette se compose d'une incision dorsale et
d'une incision plantaire. L'incision dorsale commence au bord
interne du pied, à un doigt en avant du tubercule du scA-
phoïde. Elle s'arrondit en guêtre sur le dos du pied et passe
au niveau du bord externe à la limite inférieure de ce bord.
Je la prolonge derrière le tendon d'Achille, en la faisant
remonter légèrement pour atteindre ce tendon. Elle se termine enfin au bord *interne* (non pas externe) du tendon
d'Achille.

Dans un premier temps la peau seule est incisée; dans un
second temps les tendons sont coupés, *y compris le tendon
d'Achille.*

L'incision plantaire est conduite parallèlement à l'incision
dorsale, qu'elle va rejoindre sur l'extrémité postérieure du
5e métatarsien. Cette incision plantaire est menée à fond jusqu'aux os.

Deuxième temps. — *Désarticulation médio-tar-
sienne.* — Le lambeau dorsal est rapidement disséqué, et
j'ampute l'avant-pied dans l'articulation de Chopart.

Troisième temps. — *Section rigoureusement horizontale du calcanéum aussi bas que possible.* — Le lambeau plantaire est détaché, au bistouri, de la face inférieure
du calcanéum. Lorsque cette dissection est suffisante, on sec-

tionne le calcanéum à la scie, de façon que la face inférieure de l'os soit, après la section, rigoureusement horizontale. On sait que, normalement, la face inférieure de l'os forme avec l'horizontale un angle d'environ 45 degrés.

Cette section doit passer aussi bas que possible afin de supprimer, autant qu'on le peut, le raccourcissement du membre.

Quatrième temps. — *Section verticale de l'extrémité postérieure du calcanéum, emportant l'insertion du tendon d'Achille.* — Ce temps s'exécute facilement et simplement, je n'ai pas à le décrire autrement *(Chaput).*

Addition au § IV du CHAP. III. — *Résections osseuses,* p. 392.

Résection sous-périostée totale du poignet (OLLIER).

Procédé à double incision : incision brisée métacarpo-radiale et incision latéro-cubitale.

Premier temps. — *Incisions de la peau et pénétration dans la gaine périostéo-capsulaire.* — On cherche d'abord les points de repère, qui sont au nombre de deux : le diamètre bi-styloïdien, c'est-à-dire la ligne idéale qui joint les deux apophyses styloïdes ; le relief du tendon de l'extenseur de l'index, ou, à son défaut, la tête ou extrémité inférieure du deuxième métacarpien. On fait alors partir de la face dorsale du deuxième métacarpien à peu près au niveau de sa partie moyenne, à cinq millimètres en dehors du relief du tendon, une incision oblique en haut et en dedans pour tomber sur le milieu de la ligne bi-styloïdienne. On prolonge cette ligne en haut, mais en changeant sa direction et en la continuant dans l'axe de l'avant-bras, c'est-à-dire dans la direction des tendons extenseurs.

La peau incisée, on reconnaît d'abord le tendon extenseur de l'index ; on continue d'inciser le tissu cellulo-graisseux parallèlement à ce tendon et sans ouvrir sa gaine, et on arrive sur le carpe. On refoule en dedans avec un crochet mousse le tendon de l'index pour découvrir le tendon du deuxième radial dont il masque l'insertion, et on incise vers son bord interne (toujours par rapport à l'axe du membre), le périoste de la tête du troisième métacarpien afin de pouvoir détacher plus tard ce tendon avec la gaine périostique qui constitue la lèvre radiale de la plaie profonde ou périostéo-capsulaire.

La portion verticale ou antibrachiale de l'incision se prolonge plus ou moins haut selon la longueur d'os à extraire. Elle coupe le ligament annulaire du carpe en dehors de la loge commune à l'extenseur commun et à l'extenseur propre de l'index, et suit en haut la crête du radius qui sépare cette loge de celle du long extenseur du pouce. L'incision devient alors périostique et se continue en haut sur la longueur nécessaire. On rejette en dehors, au besoin, le long extenseur du pouce. Cette incision longitudinale, carpo-antibrachiale, donne d'autant plus de facilité pour la suite de l'opération qu'elle sera plus longue, mais comme on ne doit pas la prolonger sans nécessité il vaut mieux se donner du jour d'une autre manière.

On passe alors à l'incision cubitale, par laquelle on a pu commencer du reste, si besoin était pour se rendre compte de l'état des os. Elle part de 3 centimètres au-dessus de l'apophyse styloïde du cubitus et se dirige en bas jusqu'à 2 centimètres au-dessus de l'extrémité inférieure du cinquième métacarpien en se tenant un peu plus près de la face palmaire pour laisser au-dessus d'elle, dans sa lèvre dorsale, le tendon du cubital postérieur.

Il faut aller lentement dans cette incision pour ne pas couper un filet du nerf cubital qui la croise, et qu'on doit rejeter en avant ou en arrière pour ne pas compromettre la sensibilité du petit doigt. On découvre alors dans le fond de la plaie le bord cubital du carpe constitué par le pyramidal et l'os crochu. Avant d'aller plus loin, on pratique les incisions de décharge qu'on juge devoir être nécessaires, au niveau de l'apophyse styloïde du radius ou du tubercule du scaphoïde. L'avantage de faire ces incisions dès le premier temps de l'opération, c'est qu'on voit bien où on les fait; la peau tendue sur les saillies osseuses ne se déplace pas, et le périoste se trouve incisé là où des culs-de-sac risqueraient de se former plus tard.

Deuxième temps. — *Extraction des os du carpe.* — Les conditions diffèrent complètement sur le vivant et sur le cadavre. Lorsque les os du carpe sont chroniquement enflammés, et que quelques-uns sont en partie transformés en fongosités, il est beaucoup plus facile de les enlever que sur un poignet sain. Il n'y a pas de règle fixe pour l'ordre dans lequel on doit enlever ces petits os. On commence par celui qui est le plus dénudé, le plus mobile, et par cette brèche on attaque plus facilement les autres. Nous commençons soit par la face dorsale, soit par le côté cubital. L'ablation du pyramidal et de l'os crochu (que l'on conserve ou non son apophyse saillante vers la gouttière palmaire du carpe, et qui est souvent saine) facilite beaucoup l'extraction du grand os. Le plus souvent, cependant, c'est par le trapézoïde, le semilunaire ou le scaphoïde que nous avons commencé.

Il faut prendre chacun de ces os avec un petit davier-rugine. Quand les os sont très friables, nous nous servons de pinces à pression directe, garnies de longues dents, doubles et fixes.

L'os soulevé, on le détache de ses adhérences périostiques et capsulaires avec un petit détache-tendon qu'on maniera prudemment à la face palmaire pour ne pas traverser la gaine périostéo-capsulaire et aller léser la synoviale des fléchisseurs ou, au niveau des métacarpiens, l'arcade palmaire profonde.

Troisième temps. — *Résection des os de l'avant-bras; abrasion; évidement; résection modelante ou résection rectiligne à la scie, selon le degré d'altération.* — Une fois la loge carpienne vidée de son contenu, la main est très mobile et l'on peut agir à l'aise sur les extrémités carpiennes des os de l'avant-bras. On les excave avec le couteau-gouge ou on les résèque selon le degré d'altération. Dans ce dernier but, on prolonge plus ou moins les incisions cutanées et intermusculaires dans le sens indiqué, et l'on détache les insertions capsulaires autour du cubitus et du radius. La dénudation du cubitus se fait très facilement par l'incision cubitale, et sa résection préalable facilite la dénudation du radius.

Nous faisons généralement une résection modelante, c'est-à-dire que, avec un couteau ostéotome, chez les enfants et les adultes à os raréfiés et tendres, ou bien avec une de nos petites scies dentées seulement sur une partie de leur longueur, nous suivons une ligne courbe de manière à déterminer une nouvelle cavité condylienne, limitée latéralement par des saillies styloïdiennes. Nous faisons surtout cela chez les sujets pour lesquels on craint un défaut de régénération osseuse et, par suite, la mobilité latérale du nouveau condyle. Si l'on doit sacrifier une grande longueur des os de l'avant-bras, on peut les faire saillir et les scier tous deux avec une scie ordinaire.

Quatrième temps. — Excision des extrémités des métacarpiens. — Ces extrémités sont souvent malades et l'on doit les exciser plus ou moins profondément. Des incisions dorsales supplémentaires peuvent être nécessaires si l'on a à enlever une grande longueur de ces os; mais généralement il suffit d'en retrancher 5 ou 6 millimètres qui représentent à peu près les parties de ces os isolées latéralement par la synoviale intermétacarpienne. On les dépouille sur leurs faces dorsale et palmaire, et on les excise avec une petite cisaille. Il faut les sectionner avec précaution vers la face palmaire à cause de leurs rapports avec l'arcade palmaire profonde.

Addition au § XI du Cʜᴀᴘ. III. — *Résections osseuses*, p. 426.

Résection de plusieurs côtes. — Thoracotomie. — Opération de Létiévant-Eslander. — Pleurotomie. — Pneumotomie.

Cette opération appliquée au pyo-thorax avec fistule persistante, consiste dans la résection d'une partie de la paroi thoracique osseuse latérale, dans une largeur et une hauteur, variables avec l'étendue de la cavité suppurante qui doit être comblée par l'affaissement des parties molles.

Premier temps. — S'agit-il simplement de réséquer deux côtes, une incision horizontale parallèle aux arcs osseux suffit pour les aborder. Quand 4, 6 et jusqu'à 8 ou 9 côtes doivent être partiellement excisées, un grand lambeau cutané en U à base dorsale ou supérieure, une incision en T double dont la branche verticale traverse la fistule, donnent plus de facilités.

Deuxième temps. — Le lambeau ou les lambeaux sont dégagés et écartés. Avec le bistouri on incise la couche musculaire qui revêt la face externe de la côte la plus voisine de la fistule. En s'aidant de rugines courbes, la côte est dépouillée de son périoste à l'une des extrémités de la plaie.

Troisième temps. — Glissant sous la côte une sonde d'Ollier ou de Blandin, on l'attire au dehors et on la divise, soit avec une cisaille costotome de Collin ou de Mathieu, soit avec la pince-gouge quand il n'est pas possible de passer derrière l'os une des branches du sécateur. Cette section rend beaucoup plus aisée la dénudation de l'arc osseux à sa partie postérieure et sa division au point favorable.

Quatrième temps. — La brèche ouverte, on procède successivement au dépouillement et à la résection des autres côtes, ne dépassant pas en haut la deuxième, dont l'excision n'a déjà plus qu'une influence très limitée sur le retrait ultérieur de la cage thoracique.

Dans les cas où la plèvre, considérablement épaissie, est susceptible de porter obstacle au rapprochement des parois de la cavité suppurante, on a conseillé d'en pratiquer la section de haut en bas *(pleurotomie)*, et même d'en exciser la partie correspondant à la brèche costale *(pleurectomie)*. Il est bon, dans le cas d'infiltration tuberculeuse de la plèvre d'y joindre un curetage énergique des parois non excisées de la poche, suivi d'une cautérisation au chlorure de zinc à 1/8e.

On peut également se trouver conduit en cas d'abcès intra-pulmonaire à diviser le poumon *(pneumotomie)* et même à en exciser une partie *(pneumectomie)*. Ces opérations ne doivent être pratiquées qu'en présence d'indications formelles, mais elles n'offrent pas de tels dangers qu'elles doivent être repoussées de parti pris.

Addition au § XV du Chap. III. — *Résections osseuses*, p. 455.

Résection orthopédique pour l'orteil en marteau (Terrier).

Le pied est préalablement lavé et enfermé depuis la veille dans un pansement phéniqué.

1° L'opérateur fait, sur la saillie de l'articulation phalango-phalanginienne, l'excision d'un lambeau cutané à peu près circulaire, avec ce lambeau sont extirpés le durillon et la bourse séreuse sous-jacente.

2° L'articulation est ouverte par un coup de bistouri transversal, la tête de la phalange apparaît dans la plaie.

3° On dégage cette tête, on excise les tissus fibreux, plus ou moins indurés, qui l'entourent.

4° On résèque, avec une pince coupante, cette extrémité articulaire, en ayant soin d'enlever un peu plus sur le côté dorsal que sur le côté plantaire.

5° La cavité glénoïde de la phalangine apparaît alors nettement ; on la débarrasse avec le bistouri de ses attaches fibreuses, puis on fait une résection très minime du plateau articulaire, une sorte d'abrasion du cartilage diarthrodal.

6° On termine par quelques points de suture, réunissant transversalement la peau, et suffisant pour maintenir l'orteil rectiligne. Le doigt est enveloppé de gaze iodoformée, maintenu avec une attelle, et le pied enveloppé en entier dans un pansement antiseptique.

Addition au § XVII du Chap. III. — *Résections osseuses*, p. 476.

A. Tarsectomie antérieure.

Elle consiste dans l'extirpation du scaphoïde, du cuboïde et des trois cunéiformes. Lisfranc la conseillait ; Michel de Nancy, Watson, Neuber, Ollier l'ont décrite. A l'aide de quatre incisions antéro-postérieures dont deux situées sur les parties latérales du pied et les deux autres sur la face dor-

sale, de façon à ménager les tendons, les nerfs et les vaisseaux, on dénude et on enlève successivement tous les os du
massif tarsien antérieur. On rapproche alors l'avant-pied de
l'arrière-pied resté intact de façon que l'organe recouvre une
suffisante solidité.

B. Tarsectomie postérieure.

Elle comprend l'ablation du calcanéum et de l'astragale en
totalité ou en partie, parfois avec excision partielle du cuboïde.

Lehmann se sert d'une incision, dite *en faucille*, pour
extraire les trois os en conservant le périoste et ménageant
les parties molles. Commencée sur l'interligne calcanéo-cu-
boïdien, l'incision suit le bord inférieur de la face externe du
calcanéum d'avant en arrière, contourne la tubérosité postérieure pour atteindre le bord interne, puis se diriger en
avant jusqu'à un point situé verticalement à deux pouces
au-dessous de la malléole *interne*. Sous-périostée, elle permet de dégager les faces inférieure, externe, postérieure et
même interne du calcanéum, puis l'astragale, et d'ouvrir
largement l'articulation du cou-de-pied en abaissant le
talon et agissant par la face postérieure. Arrivé sur le
scaphoïde on le dépouille et on termine par la destruction
des jointures calcanéo-cuboïdienne et scaphoïdo-cunéenne.

C. Résection astragalo-scaphoïdienne (OGSTON).

Le pied reposant sur le lit par son bord externe, on fait
sur le bord interne, parallèlement à la plante, une incision de
4 centimètres dont le milieu correspond à l'interstice astra-
galo-scaphoïdien. En raison de la saillie de l'astragale et de
l'effacement du scaphoïde (pied plat), impossible à sentir sous
le doigt, l'incision commence à 2 centimètres et demi du tibia,
point de repère. Du coup elle arrive jusqu'à l'os, divisant la
peau et les ligaments. La tête de l'astragale apparaît, on
agrandit l'incision capsulaire, en saisissant avec une pince
les bords de la capsule et la divisant suivant l'interligne sur
une longueur d'un demi centimètre en haut et en bas.

Pendant que l'aide tâche de luxer en dedans la tête de

l'astragale, avec un gros ciseau, large d'un demi centimètre
et taillé en biseau d'un seul côté, on enlève à petits coups
tout le cartilage qui recouvre cette tête, et, au besoin, on
rétablit sa forme en l'arrondissant et en détruisant l'angle
qui, dans le pied-bot, finit par rendre l'affaissement incorri-
gible. On fait de même pour le scaphoïde, puis on unit les
deux os avec des chevilles d'ivoire ou un fil d'argent fort,
pendant qu'un aide maintient en place et arque le pied. Deux
chevilles sont ainsi enfoncées à coups de maillet, dirigées en
haut et en dehors, du scaphoïde vers la tête de l'astragale,
dans des trous creusés par un perforateur. On coupe au ras
du scaphoïde; le pied reste arqué.

D. Amputation ostéo-plastique de l'arrière-pied,
(WLADIMIROFF MIKULICZ).

Opération. — On commence un peu en avant de la tubérosité du scaphoïde, sur le bord interne du pied, une incision
qui, pénétrant jusqu'aux os, coupe en travers, perpendiculairement, toute la face plantaire, et se termine sur le cuboïde
au bord externe du pied qu'elle entame légèrement. Des
extrémités de cette section en étrier, partent deux incisions
latérales qui, dirigées en arrière et un peu en haut, vont se
terminer sur les malléoles, à leur sommet ou à leur base.

Une section demi-circulaire, au niveau de la partie inférieure des os de la jambe, d'une malléole à l'autre, réunit les
deux précédentes, en divisant du coup toutes les parties
molles postérieures.

Le pied est fortement fléchi; avec le bistouri on détache
les parties molles de la face postérieure des os de la jambe,
on ouvre par derrière la jointure, on détache l'astragale et le
calcanéum des parties antérieures, ne conservant que le pont
formé par ces tissus, pont qui contient l'artère pédieuse et
ses branches. On peut alors aisément et avec la scie ordinaire diviser les os de la jambe à la hauteur voulue, d'arrière en avant, et terminer par la résection des surfaces articulaires du scaphoïde et du cuboïde exactement transversale.

L'avant-pied est alors relevé, de façon que la surface de
section cuboïdo-scaphoïdienne, vienne s'appliquer exacte-

ment sur la coupe des os de la jambe. Le pied doit continuer la jambe, leurs deux axes se confondre, et les têtes métatarsiennes arriver en contact avec le sol. Pour obtenir ce résultat, il faut, d'après Mikulicz, enlever du membre une hauteur de 9 centimètres seulement et non de 14 centimètres comme le conseillait et l'a fait Wladimiroff.

Pour éviter les troubles trophiques, résultat de la résection des troncs nerveux postérieurs, F. Berger s'est contenté de deux incisions externes en T renversé, ménageant toutes les parties molles. L'une longe le bord externe du pied, de l'insertion du tendon d'Achille à l'extrémité postérieure du cinquième métatarsien ; l'autre, longue de 8 à 12 centimètres, verticale, vient rejoindre la première en suivant de haut en bas la face externe du péroné.

A leur tour, Jaboulay et Laguaite, de Lyon, ont modifié le procédé opératoire de Mikulicz, en conservant une partie du scaphoïde et du cuboïde et ne sacrifiant que les parties molles de la moitié externe de l'arrière-pied. Toute la moitié interne, les vaisseaux et les nerfs plantaires internes et externes sont absolument ménagés et assurent la nutrition de l'avant-pied.

Addition au § I du Chap. IV. — *Opérations qui se pratiquent sur les nerfs*, p. 496.

A. **Élongation du nerf nasal externe** (Badal).

Appliquer le doigt indicateur sur le globe oculaire, immédiatement au-dessous du rebord orbitaire supérieur, la face palmaire en avant, et l'extrémité du doigt reposant sur le côté du nez. Le point d'émergence du nerf se trouve assez exactement au milieu de l'ongle.

Une incision courbe correspondant à la partie interne et supérieure du rebord orbitaire, allant du tendon de l'orbiculaire au voisinage de l'échancrure sus-orbitaire, sur une étendue de 2 centimètres à peine, divise les téguments. Avec la sonde cannelée on dissocie prudemment le tissu cellulaire et l'on reconnaît les filets du nasal externe. Au nombre de deux au moins, de trois le plus souvent, ils sont chargés sur un crochet à strabisme qui rase l'os sous-jacent. Une traction progressive amène facilement la distension et bientôt la rupture de ces petits nerfs, c'est un véritable arrachement.

B. Elongation du nerf dentaire inférieur
(SONNENBURG.)

Le malade est couché, la tête pend en arrière au bord du lit, pour bien mettre à jour la région sus-hyoïdienne. On pratique une incision en crochet, embrassant l'angle de la mâchoire inférieure, remontant le long du bord postérieur de la branche montante jusqu'à 2 centimètres environ, et se prolongeant en avant, suivant le bord inférieur de l'os jusqu'au voisinage de l'artère faciale.

Avec une petite rugine, on détache les insertions du masséter à la face interne de la branche maxillaire. L'indicateur gauche suivant de près la rugine, arrive à sentir la saillie formée par l'épine de Spix et au-dessus d'elle le nerf dentaire qui pénètre dans le canal osseux. Avec un crochet mousse guidé sur la pulpe du doigt, on saisit le tronc nerveux, on le soulève et on le soumet à une distension suffisante.

Addition à l'Art. VII de la Deuxième Partie, p. 606.

Strabotomie. — Procédé de Morais, d'Angers.

Premier temps. — Incision de la conjonctive seule, débridement très large de cette membrane.

Deuxième temps. — On saisit avec des pinces à griffes le tendon et la *capsule;* on les ouvre vers la partie médiane par un coup de ciseau. On introduit les branches des ciseaux en haut, puis en bas, et on achève la section du tendon.

S'il est nécessaire de produire un reculement plus accentué, on introduit une branche des ciseaux entre la sclérotique et la capsule, l'autre entre la capsule et la conjonctive, *on sépare exactement la capsule de ses attaches antérieures* dans l'étendue nécessaire. Le lambeau postérieur de la capsule est entraîné en arrière avec le tendon.

Amputation de l'hémisphère antérieur de l'œil.

Instruments. — Deux écarteurs, un couteau triangulaire de grand modèle, une érigne ou un crochet à staphylome, des pinces à griffes, des ciseaux courbes sur le plat, des aiguilles armées de soie antiseptique.

Opération. — 1º Le malade anesthésié est dans le décubitus dorsal, on écarte les paupières. L'opérateur placé en avant pour l'œil gauche, en arrière pour l'œil droit, accroche la cornée à son centre avec le crochet et tire l'œil en avant. Rapidement, avec les ciseaux il coupe la conjonctive au pourtour de la cornée et la décollant légèrement, il dénude la sclérotique dans une étendue de quelques millimètres. Il place une suture en bourse ou des anses de fil destinées à rapprocher les bords de la conjonctive.

2º Le couteau triangulaire, saisi comme une plume à écrire, le tranchant dirigé en haut, est enfoncé du côté externe à 3 ou 4 millimètres du bord cornéen. Maintenu horizontal, la pointe à hauteur du méridien transversal, il vient sortir en dedans au point symétrique. On sectionne rapidement, en sciant, la moitié supérieure de l'hémisphère antérieur.

3º La portion détachée est saisie, tirée en avant et fortement tendue avec la pince. Avec les ciseaux on détache, vivement, la moitié inférieure restée intacte.

4º Si l'on veut conserver un moignon bien constitué, on serre immédiatement la suture en bourse ou les anses de fil qui ont été appliquées dans le premier temps. Veut-il vider de son contenu la coque oculaire, le chirurgien expulse le corps vitré par la pression de ses index, enfoncés dans les culs-de-sac entre le globe et l'orbite. Enfin dans certains cas, on enlève la choroïde et la rétine pour ne conserver que la sclérotique (éviscération).

Addition à l'art. XV de la DEUXIÈME PARTIE, p. 632.

Extirpation du larynx

Le malade anesthésié est couché sur le dos, la tête fortement renversée en arrière. La canule à trachéotomie ordi-

naire est remplacée par la canule-tampon de Tredelenburg;
ou, si les voies aériennes n'avaient pas encore été ouvertes,
on met à nu la trachée au-dessous ou au niveau du cricoïde,
on la décolle en arrière, on la divise transversalement et on
y introduit une canule courbe, conique, spéciale (Périér). Il
est possible ainsi d'éviter, en portant légèrement en avant la
portion supérieure de la trachée, toute entrée du sang
dans les voies aériennes. L'emploi de la canule de Tredelenburg est beaucoup plus gênant et bien moins sûr.

Opération. — On fait sur la ligne médiane du cou, de
l'hyoïde à 1 centimètre au-dessous du cricoïde, une incision
qui coupe la peau et les tissus jusqu'aux cartilages et à la
trachée; l'isthme du corps thyroïde est sectionné entre deux
pinces. Deux incisions transversales, allant d'un sterno-
mastoïdien à l'autre sont conduites sur les extrémités de la
précédente; l'inférieure ne comprenant que la peau et le
tissu cellulaire, la supérieure allant jusqu'à la membrane
thyro-hyoïdienne et coupant en travers tous les muscles
sous-hyoïdiens qui la recouvrent.

On dissèque les lambeaux, en rasant la surface du conduit
aérien, jusqu'au bord postérieur des lames du cartilage
thyroïde et jusqu'aux sillons de séparation de la trachée et
de l'œsophage, pinçant les vaisseaux qui donnent.

On passe de chaque côté de la trachée un fil de soie solide
ne traversant qu'une partie de l'épaisseur de la paroi; chaque
fil est noué en anse. Un aide prend les anses et tire légèrement en avant, un second soulève le larynx au moyen d'un
ténaculum, l'opérateur incise franchement entre la trachée
et le larynx jusqu'à la paroi antérieure de l'œsophage. Immédiatement la canule conique vient boucher la trachée. Les
fils sont enroulés sur un taquet que présente sa convexité, et
l'anesthésie est continuée par la canule munie d'un tube de
caoutchouc de large calibre terminé par un entonnoir en verre.

Le larynx, soulevé par le ténaculum, est séparé de la paroi
antérieure du pharynx, puis on achève sa libération en haut,
en coupant avec des ciseaux les grandes cornes du cartilage
thyroïde et la muqueuse.

La trachée peut être directement suturée à la peau, ou

munie d'une canule pour éviter toute traction sur le tube
aérien en même temps que toute inflexion.

Quand la trachéotomie était déjà pratiquée ou quand elle
constitue un temps préliminaire de l'extirpation du larynx,
elle doit être faite aussi bas que possible pour s'éloigner des
parties malades. Il est prudent alors d'habituer le malade au
port de la canule à tamponnement pour éviter tout mécompte
pendant l'opération laryngée. Le larynx est alors enlevé soit
de bas en haut, soit de haut en bas comme l'a fait Maas, de
Breslau.

Addition à l'art. XXI de la Deuxième Partie, p. 664.

Gastrostomie. — *Procédé ordinaire.*

La région stomacale est nettoyée et désinfectée avec soin,
elle est depuis quelques jours recouverte d'un pansement
antiseptique. A l'anesthésie générale on peut, en cas de nécessité, substituer l'insensibilité locale obtenue par deux injections de cocaïne.

Les jambes du malade sont légèremeut fléchies; elles sont,
ainsi que le ventre, enveloppées dans la ouate et la flanelle.
Des serviettes chaudes, bien aseptiques sont à la disposition
de l'opérateur.

1º Une incision de 65 millimètres de longueur, commencée
à gauche de la pointe xyphoïdienne, à un doigt au-dessous de
la dépression, suit les côtes gauches, placée à un bon doigt
au-dessous.

On divise couche par couche dans toute sa longueur, la paroi abdominale, assurant une hémostase parfaite avant d'atteindre le péritoine.

2º Le péritoine est ouvert sur la sonde cannelée, avec des
ciseaux, dans l'étendue de la plaie.

3º Avec le doigt, l'opérateur va sentir le foie, le côlon
transverse; il reconnaît l'estomac et le saisissant avec une
pince à griffes, il l'amène doucement à la plaie.

4º Il l'y fixe par quatre points de suture métallique, comprenant seulement la musculeuse, le péritoine, les tissus pa-

riétaux et venant sortir à 1 centimètre des bords de la plaie ; les fils sont solidement serrés.

5° Avec des crins de Florence, on place dans les mêmes conditions des anses distantes de 5 millimètres, et qui sont aussi fortement étreintes.

6° On incise alors l'estomac avec des ciseaux ou avec le thermo-cautère pour éviter la perte de sang. Cette ouverture ne doit pas dépasser en longueur 2 centimètres au plus, pour que le tube en caoutchouc qui la traverse s'y adapte à frottement. M. Polaillion croit utile d'ourler la muqueuse à la peau.

7° Pour éviter les effets du suc gastrique sur la plaie opératoire, on fait un pansement avec un mélange à parties égales de bicarbonate de soude et d'iodoforme ou de salol.

Gastrectomie. — Résection de l'estomac Gastro-entérostomie.

Dans les cas de cancer limité de l'estomac, il est possible d'enlever la partie malade et de réunir ensuite les tissus sains pour fermer la brèche faite aux parois du viscère. Si l'occlusion de la perte de substance chirurgicale n'est pas possible, on met en communication la cavité de l'estomac et l'intestin voisin. On agit de même après l'ablation du pylore carcinomateux. Dans ce cas, comme pour le curage de Bernays ou la dilatation, la divulsion digitale de Loreta, l'estomac est mis à jour par une laparotomie médiane.

Cette opération permet d'examiner directement l'estomac avec le doigt, de se rendre compte du siège exact et de l'étendue des lésions, de la nature de ces lésions, de l'intervention nécessaire et possible.

On procède alors soit à la simple ouverture de la paroi antérieure de l'organe pour pratiquer la divulsion digitale et le curettage, soit à la résection partielle ou totale d'un segment de l'estomac, suivi de l'occlusion simple de la plaie ou de l'abouchement de la partie conservée avec l'intestin grêle voisin. La grande difficulté est dans l'adaptation exacte des parties et dans l'application de sutures qui mettent à l'abri de tout épanchement de matières alimentaires dans la séreuse péritonéale. L'antisepsie la plus rigoureuse est nécessairement de rigueur.

Cholécystotomie. — Cholécystostomie. Cholécystectomie. — Cholécystentérostomie.

La vésicule biliaire dilatée par le liquide fait en général une saillie appréciable, sur laquelle se pratique l'incision qui permet de la découvrir. Il paraît cependant plus sûr à certains chirurgiens d'ouvrir la paroi abdominale, soit le long du bord externe du muscle grand droit, soit même sur la ligne médiane.

L'incision dont la longueur varie avec les dimensions de la tumeur et le but poursuivi doit être assez grande pour permettre, par l'introduction de la main dans l'abdomen, un examen complet de la vésicule biliaire et des parties voisines. Elle est pratiquée en s'entourant de toutes les précautions qu'exige la laparotomie.

La vésicule dilatée est ponctionnée avec l'aspirateur Potain pour en extraire le liquide, puis attirée dans la plaie, elle est ouverte sur une petite étendue *(cholécystotomie)*. L'index y pénètre, explore la cavité, constate l'état de ses parois, extrait les calculs qu'elle contient ; l'ouverture est agrandie, s'il y a nécessité. Puis le réservoir est refermé par une suture serrée.

Si la création d'une fistule biliaire, temporaire ou permanente, est jugée nécessaire, les bords de l'ouverture de la vésicule sont suturés à la partie supérieure de la plaie de la paroi *(cholécystostomie)*.

Un calcul inabordable est-il engagé dans le canal cystique? l'état des parois de la poche indique-t-il leur ablation? le chirurgien, avec la plus grande prudence, isole le réservoir biliaire des parties voisines plus ou moins adhérentes et de la face inférieure de la glande hépatique. Il remonte ainsi jusqu'à son col, et passe autour de celui-ci une anse de fil de soie aseptique qu'il serre très fortement pour empêcher toute issue de liquide. Au-dessous de la ligature il réséque les parois de la vésicule, mais il a soin de placer un drain entre

46.

la plaie abdominale et le moignon de la poche réséquée pour éviter l'entrée de la bile dans le péritoine, si la ligature du col de la vésicule venait à céder ou à couper les tissus avant l'oblitération du canal.

L'obstacle au passage de la bile de la vésicule dans l'intestin est-il définitivement constitué, on recourt à la *cholécystentérostomie*, c'est-à dire à l'abouchement de la vésicule dans une anse d'intestin grêle voisine. Cette opération peut se faire en un seul temps *(Terrier)* ou en deux temps *(Tillaux)*, suivant les conditions; elle nécessite l'ouverture de la vésicule et de l'intestin dans des points faciles à adosser, et la formation d'un orifice de communication entre les deux cavités par la suture des séreuses.

Addition à l'art. XXVII de la DEUXIÈME PARTIE, p. 675.

Résection du rectum par la voie sacrée (KRASKE).

Le rectum est préalablement désinfecté aussi complètement que possible à l'eau naphtolée, l'intestin est aseptisé par le régime lacté et l'ingestion de naphtol et de salicylate de magnésie.

Le malade dans le décubitus latéral droit, on fait une incision sur la ligne médiane, du milieu du sacrum à l'anus, incision pénétrant jusqu'à l'os.

On dénude avec la rugine les faces postérieures du coccyx et du sacrum jusqu'au bord gauche de ce dernier, puis on coupe les ligaments ischio-sacrés jusqu'au bord supérieur du troisième trou sacré.

Le coccyx extirpé, on fait sauter au ciseau la moitié gauche du sacrum jusqu'au troisième trou sacré.

Le malade est mis dans le décubitus dorsal. On fend verticalement la portion saine du rectum au-dessus du sphincter, jusqu'au niveau de la portion à réséquer; on coupe transversalement le rectum au-dessus du cancer. L'intestin est alors abaissé, les limites inférieures du mal reconnues, et les parties malades enlevées. On termine en suturant les deux bouts sains du rectum dans les deux tiers antérieurs de leur circonférence, laissant en arrière une ouverture verticale, anus contre-nature postérieur qui sera fermé plus tard.

Ce procédé a subi de nombreuses modifications. Bardenheuer divise transversalement le sacrum au-dessous du 3e trou sacré. D'autres, comme Roux, de Lausanne, déplacent simplement une moitié du sacrum pour la réappliquer ensuite. Beaucoup font la suture complète des deux bouts de l'intestin réséqué. Ces modifications opératoires varient avec l'étendue du mal et le but poursuivi par le chirurgien.

Addition à l'art. XXVIII de la DEUXIÈME PARTIE, p. 681.

Néphrectomie transpéritonéale.

Précautions antiseptiques, préparation du malade et de la région comme dans la laparotomie :

1° On incise sur le bord externe du muscle droit antérieur ou sur la ligne médiane, si le diagnostic est hésitant. La paroi abdominale est divisée, l'hémostase assurée, le péritoine est mis à découvert.

2° Le péritoine antérieur ouvert, on refoule du côté opposé de la tumeur les anses intestinales mobiles et surtout le gros intestin. Il y a tout avantage à passer du côté externe du côlon. La main, une éponge plate, des linges chauds aseptiques maintiennent l'intestin et dégagent la face antérieure de la tumeur.

3° Evitant les vaisseaux, on fait une section verticale, nette du feuillet péritonéal postérieur qui recouvre la grosseur. On saisit avec des pinces, 2 à 4 pour chaque côté, les lèvres de cette incision.

4° On procède à l'énucléation méthodique du rein malade, s'aidant de ponctions s'il existe des parties kystiques, pinçant les vaisseaux qui donnent, marchant de suite vers le hile. Le pédicule isolé est fixé par des pinces à pression courbes et la tumeur est enlevée.

5° On lie les vaisseaux et l'uretère isolément, si c'est possible, au moins séparément, avec de la soie phéniquée ou un bon catgut; on coupe au ras du nœud. L'uretère isolé, soigneusement désinfecté est amené à l'extérieur et fixé au bas de la plaie abdominale.

6° On fixe les bords de l'incision péritonéale postérieure, en partie réunie par une suture au catgut, aux bords de l'incision abdominale antérieure, préalablement rétrécie par des points de suture profonds. Deux gros drains, iodoformés, sont laissés longtemps en place. S'il y a nécessité, on fait le drainage par la région lombaire.

Addition à l'art. XXXI de la Deuxième Partie, p. 689.

Amputation de la verge (Assaky de Bucharest).

1° *Section des téguments*. — Une sonde en caoutchouc durci est placée dans l'urètre, un tube de caoutchouc mou fortement serré autour de la verge, à sa racine, assure l'hémostase. La peau est divisée circulairement jusqu'à l'enveloppe fibreuse du pénis; on lie les deux artères dorsales et la veine dorsale superficielle.

2° *Dissection de l'urètre*. — Par deux incisions latérales dans le sillon supérieur de l'urètre, on libère avec ménagement le conduit urétral dans une longueur de 1 1/2 à 2 centimètres.

3° *Section de l'urètre et des corps caverneux*. — On coupe transversalement les corps caverneux au niveau de la paroi rétractée, puis on sectionne l'urètre à 1 centimètre plus en avant. Les artères caverneuses sont liées et le lien élastique enlevé.

Avec trois fortes anses de catgut n° 4, traversant l'enveloppe fibreuse des corps caverneux, on ferme la section du tissu spongieux ainsi refoulé et mis à l'abri derrière une fente linéaire. Il en résulte que l'urètre devient presque central.

Avec de fines aiguilles rondes et de la soie aseptique n° 10, on suture la muqueuse urétrale et la peau, en enlevant de celle-ci deux coins latéraux à base libre et à sommet pubien.

TABLE DES MATIÈRES

LA MÉTHODE ANTISEPTIQUE DANS LES OPÉRATIONS

PREMIÈRE PARTIE

OPÉRATIONS GÉNÉRALES

DEUXIÈME PARTIE
OPÉRATIONS SPÉCIALES

OPÉRATIONS NOUVELLES

FIN DE LA TABLE DES MATIÈRES

LYON. — IMPRIMERIE PITRAT AÎNÉ, 4, RUE GENTIL.

BIBLIOTHÈQUE DE L'ÉLÈVE EN MÉDECINE
COLLECTION D'OUVRAGES POUR LA PRÉPARATION AUX EXAMENS DU GRADE DE DOCTEUR ET D'OFFICIER DE SANTÉ AUX CONCOURS DE L'EXTERNAT ET DE L'INTERNAT

Nouveau Dictionnaire de médecine et de chirurgie pratiques. Directeur de la rédaction : le Dr Jaccoud. *Ouvrage complet.* 40 v. in-8, comprenant 33000 pages et 3600 fig. 400 fr. Prix de chaque volume............................. 10 fr.

Dictionnaire de médecine, de chirurgie, de pharmacie, de l'art vétérinaire et des sciences qui s'y rapportent, par E. Littré (de l'Institut). *Seizième édition.* 1 vol, grand in-8 de 1880 pages à 2 colonnes, avec 550 fig.,............ 20 fr.

Aide-mémoire de médecine, de chirurgie et d'accouchements, par le Dr A. Coblieu. 1 vol. in-18 jésus, avec 450 figures, cartonné............................. 6 fr.

Carnet du médecin praticien, formules, ordonnances, tableaux du poids, de la respiration et de la température, comptabilité. 1 cahier oblong avec cartonnage souple...... 1 fr.

Premier examen.
Physique, Chimie, Histoire naturelle médicale.

BLANCHARD (Raphaël). Zoologie médicale. 2 vol. in-8. 20 fr.

BOUANT. Dictionnaire de chimie. 1 vol. in-8... 25 fr.

BOYER. Les champignons comestibles et vénéneux de la France. 1 vol. in-8, avec 50 pl. col. Cart..... 28 fr.

BUIGNET. Manipulations de physique. Travaux pratiques. 1 vol. in-8. Cart............................. 16 fr.

CAUVET. Histoire naturelle médicale. 2 vol. in-18. 12 fr.

— Cours de botanique. 1 vol. in-18 jésus. Cart.. 10 fr.

COUVREUR. Le microscope et ses applications. 1 vol. in-16, avec 112 figures........................ 3 fr. 50

DAVAINE. Entozoaires et maladies vermineuses. 1 vol. in-8................................. 14 fr.

DENIKER. Atlas manuel de botanique. Illustration des familles et des genres de plantes. 1 vol. in-4, de 400 pages, avec 200 pl. comprenant 3 300 figures. Cart........ 30 fr.

— *Édition en couleurs.* 200 planches, 3 300 figures col. 100 fr.

DUCHARTRE. Botanique 1 vol. in-8. Cart......... 20 fr.

ENGEL. Chimie médicale. 1 vol. in-8............ 9 fr.

GARNIER (L.). Ferments et fermentations. 1 vol. in-16, avec 65 figures............................. 3 fr. 50

GAUTIER (L.). Les champignons. 1 vol. in-8, 16 pl. col. 24 fr.

GIROD (Paul). Manipulations de zoologie. 1 vol. in-8, avec 25 pl. en noir et en couleur. Cart............... 10 fr.

— Manipulations de botanique. 1 vol. in-8, 20 pl. Cart. 7 fr.

GUIBOURT et PLANCHON. Drogues simples. 4 vol. in-8. 36 fr.

HÉRAIL et BONNET. Iconographie histologique des plantes médicinales. 1 vol. gr. in-8, avec 36 pl. col., et 100 figures. Cart.

HÉRAUD. Nouveau dictionnaire des plantes médicinales. 1 vol. in-18 jésus de 600 p. avec 261 fig. Cart. 6 fr.
JUNGFLEISCH. Manipulations de chimie. 1 vol. in-8, Cartonné. . . . . 27 fr.
LEFÈVRE (Julien). Dictionnaire d'électricité. 1 vol. gr. in-8 à deux colonnes, avec 1,000 figures. . . . . 21 fr.
MONIEZ. Les parasites de l'homme. 1 vol. in-16. . . 3 fr. 50
MOQUIN-TANDON. Botanique médicale. 1 v. in-18 j. . . 6 fr.
RÉCLU. Manuel de l'herboriste. 1 vol. in-16. . . . . . 2 fr.
SAPORTA (A. de). Théories et notations de la chimie moderne. 1 vol. in-16, avec figures. . . . . 3 fr. 50
SICARD. Zoologie. 1 vol. in-8, avec 758 fig. Cart. . . 20 fr.
WUNDT, MONOYER et IMBERT. Physique médicale 1 vol. in-8. . . . . 12 fr

Deuxième examen.

Anatomie, Histologie, Physiologie.

ANGER. Anatomie chirurgicale. 1 vol. in-8, avec 1 079 fig. et atlas in-4 de 12 planches coloriées. . . . . 40 fr.
BALFOUR. Embryologie. 2 vol. in-8. . . . . 30 fr.
BEAUNIS. Physiologie. 2 vol. in-8, Cart. . . . . 25 fr.
BEAUNIS et BOUCHARD. Anatomie descriptive et embryologie. 1 vol. in-8. Cart. . . . . 20 fr.
— Anatomie et dissection. 1 vol. in-18. . . . . 4 f. 50
BERNARD (Claude). Physiologie : Anesthésiques et asphyxie, chaleur animale, diabète et glycogénèse, liquides de l'organisme, médecine expérimentale, pathologie expérimentale, phénomènes de la vie, physiologie expérimentale, physiologie opératoire, substances toxiques, système nerveux, table alphabétique. 16 vol. in-8, avec planches et fig. . . . . 114 fr.
CUYER et KUHFF. Le corps humain. 1 vol. gr. in-8, avec atlas de 27 planches coloriées, découpées et superposées. Ensemble 2 vol. Cartonnés. . . . . 75 fr.
DUVAL (Mathias). Technique microscopique et histologique. 1 vol. in-18 jésus. . . . . 3 fr. 50
ÉDINGER. Anatomie des centres nerveux. 1 v. in-8. 8 fr.
FAU et CUYER. Anatomie artistique du corps humain. 1 vol. in-8, avec 40 figures et 17 pl. noires, 6 fr.—Col. 12 fr.
GAVOY. L'Encéphale. 1 vol. in-4, avec atlas de 53 planches en glyptographie. Ensemble, 2 vol. Cart. . . . . 100 fr.
KUSS et DUVAL (M.). Physiologie. 1 v. in-18 j. Cart. 8 fr.
LEFORT. Aide-mémoire d'anatomie à l'amphithéâtre 1 vol. in-18, cart. . . . . 3 fr.
— Aide-mémoire d'histologie. 1 vol. in-18. Cart. . . 3 fr
— Aide-mémoire de physiologie. 1 vol. in-18. Cart. 3 fr
LIVON (Ch.). Manuel de vivisections. 1 vol. in-8. 7 fr
LUYS. Petit atlas photographique du système nerveux. Le cerveau. 1 vol. in-18, 24 héliograv. Cart. 12 fr
MALGAIGNE. Anatomie chirurgicale. 2 vol. in-8. 18 fr

MOREL et VILLEMIN. Histologie. 1 v. in-8 et atlas.   16 fr.
PRODHOMME. Atlas manuel d'anatomie descriptive du
  corps humain, 1 vol. in-18 jés, 145 pl. cart.......... 10 fr.
RANVIER. Anatomie générale. 2 vol. in-8.......   20 fr.
ROBIN (Ch.). Microscope. 1 vol. in-8............   20 fr.
— Cours d'histologie. *Deuxième édition*. 1 v. in-8,   6 fr.
— Anatomie et physiologie cellulaires. 1 vol. in-8. 18 fr.
— Humeurs. 1 vol. in-8......................   18 fr.

Troisième examen.

Pathologie générale, Pathologie interne, Pathologie externe, Médecine opératoire, Accouchements

BERGERON. Petite chirurgie. 1 vol. in-18.......   5 fr.
BERNARD (Cl.) et HUETTE. Médecine opératoire et anatomie
  chirurgicale. 1 vol. in-18, avec 113 pl. fig. noires. Cart. 24 fr.
— Le même, fig. col. Cart.....................   48 fr.
BOUCHUT. Pathologie générale. 1 vol. in-8......   16 fr.
— Diagnostic et sémiologie. 1 vol. in-8........   12 fr.
— Maladies des nouveau-nés. 1 vol. in-8.......   18 fr.
— Hygiène de la première enfance. 1 vol. in-18 jés 3 fr. 50
BRASSEUR. Chirurgie des dents. 1 vol. gr. in-8, avec
  127 fig................................   5 fr.
BROWNE (Lennox). Maladies du larynx, du pharynx et des
  fosses nasales. 1 vol. in-8, avec 2 pl. et 200 fig.
CHAILLY. Art des accouchements. *Sixième édition*. 1 vol.
  in-8, avec 282 fig........................   10 fr.
CHARPENTIER. Accouchements. 2 v. in-8, av. 800 fig. 30 fr.
CHAUVEL. Opérations de chirurgie. 1 v. in-18 jés,   7 fr.
CHRÉTIEN. Médecine opératoire. 1 vol. in-18....   6 fr.
COIFFIER. Auscultation. 1 vol. in-18 avec fig. col. Cart. 4 fr.
CORNIL. Syphilis. 1 vol. in-8.................   10 fr.
CULLERRE. Maladies mentales. 1 vol. in-18 jésus.   6 fr.
CYR (J.). Maladies du foie. 1 vol. in-8, de 886 p..   12 fr.
DAREMBERG (Ch.). Histoire des sciences médicales.
  2 vol. in-8............................   20 fr.
DECAYE. Thérapeutique chirurgicale 1 v. in-18 jés.   6 fr.
DELEFOSSE. Chirurgie des voies urinaires. 1 vol. in-18
  jésus................................   7 fr.
— La pratique de l'analyse des urines et de la bac-
  tériologie urinaire 1 v. in-18. avec 26 pl. cart....... 4 fr.
DESPINE et PICOT. Maladies des enfants. 1 vol. in-18. 9 fr.
ENGELMANN. La pratique des accouchements chez les
  peuples primitifs. 1 vol. in-8................   7 fr.
EUSTACHE (G.). Maladies des femmes. 1 v. in-18 jés.   8 fr.
FOX (G.-H.). Iconographie photographique des mala-
  dies de la peau. 1 vol. in-4, avec 48 pl. photographiques
  col. Cart.............................   120 fr.
FRERICHS. Maladies du foie. 1 vol. in-8........   12 fr.
— Diabète. 1 vol. gr. in-8, avec pl. chromolith....   12 fr.

PÉNARD et ABELIN. **Guide de l'accoucheur et de la sage-femme.** 1 vol. in-18. Cart............ 6 fr.
PÉTER. **Maladies du cœur.** 1 vol. in-8............ 18 fr.
RICHARD (David). **Histoire de la génération**, chez l'homme et chez la femme. 1 vol. in-8, avec 8 pl. col. Cart.. 10 fr.
RINDFLEISCH. **Pathologie.** 1 vol. in-8............ 6 fr.
ROCHARD (Jules). **Histoire de la chirurgie française au** XIXᵉ siècle. 1 vol. in-8...................... 12 fr.
SAINT-GERMAIN. **Chirurgie orthopédique,** thérapeutique des difformités. 1 vol. gr. in-8, avec 129 figures....... 0 fr
SCHMITT (J.). **Microbes et maladies.** 1 vol. in-16. 3 fr. 50
THOMPSON (Henry). **Maladies des voies urinaires.** 2 vol. in-8. Cart...................... 32 fr.
VALLEIX et LORAIN. **Guide du médecin praticien.** 5 vol. in-8...................... 50 fr.
VIDAL (de Cassis) et FANO. **Pathologie externe et médecine opératoire.** 5 vol. in-8.................. 40 fr.
VINAY. **Manuel d'asepsie** 1 vol. in-18, avec 100 fig. Cart. 8 fr.
VIRCHOW et STRAUSS. **Pathologie cellulaire.** 1 v. in-8. 9 fr.

Quatrième examen.

Matière médicale, Pharmacologie, Thérapeutique, Hygiène, Médecine légale.

ANDOUARD. **Pharmacie.** 1 vol. in-8.............. 16 fr.
BÉDOIN. **Précis d'hygiène publique.** 1 vol. in-18, cart. 6 fr.
ARNOULD. **Hygiène.** 1 vol. in-8, Cart........... 20 fr.
BOCQUILLON-LIMOUSIN. **Formulaire des médicaments nouveaux.** 1 vol. in-18. Cart........... 3 fr.
BONNET (V.). **Analyse microscopique des denrées alimentaires.** 1 v. in-18, 161 fig., 20 pl. en chrom. Cart. 6 fr.
BRIAND et CHAUDÉ. **Médecine légale.** 2 vol. in-8.. 24 fr.
BROUARDEL. **Secret médical.** 1 vol. in-16........ 3 fr. 50
— **Conférences de médecine légale,** par le Dʳ LEVILLAIN. 1 vol. gr. in-8.
BROUARDEL et OGIER. **Le laboratoire de Toxicologie.** 1 vol. gr. in-8.
CAUVET. **Matière médicale.** 2 vol. in-18 jésus.... 18 fr.
CAZENEUVE (P.). **La coloration des vins** 1 v. in-16 3 fr. 50
CHAPUIS. **Toxicologie.** 1 vol. in-18 jés. Cart...... 8 fr.
COLIN (Léon). **Maladies épidémiques.** 1 vol. in-8. 16 fr.
DUBRAC. **Jurisprudence médicale,** 1 vol. in-8... 12 fr.
FERRAND (E.). **Aide-mémoire de pharmacie.** 1 vol. in-18 jésus. Cart...................... 8 fr.
FONSSAGRIVES. **Thérapeutique.** 1 vol. in-8...... 9 fr.
— **Hygiène et assainissement des villes.** In-8. 8 fr.
— **Hygiène alimentaire.** 1 vol. in-8.......... 9 fr.
— **Hygiène navale.** 1 vol. gr. in-8, avec 145 fig.... 15 fr.
GALLOIS. **1 200 formules.** 1 vol. in-18. Cart...... 3 fr. 50
GARNIER (P.). **La folie à Paris.** 1 vol. in-16...... 3 fr. 50
GAUTIER (A.). **Sophistication et analyse des vins.** 1 vol. in-18. Cart...................... 6 fr.

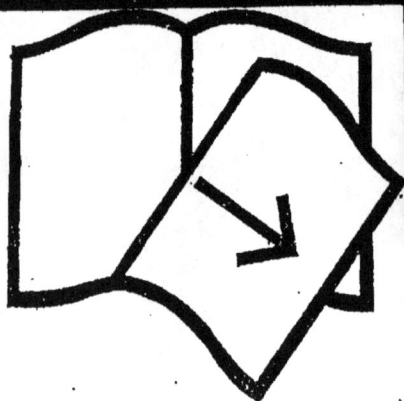

Documents manquants (pages, cahiers...)
NF Z 43-120-13

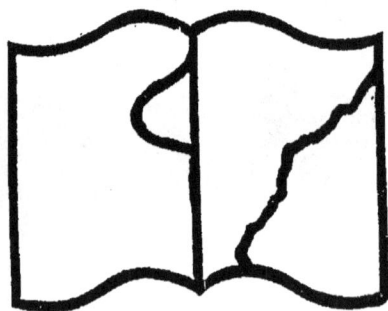

Texte détérioré — reliure défectueuse
NF Z 43-120-11

www.ingramcontent.com/pod-product-compliance
Lightning Source LLC
Chambersburg PA
CBHW071526200326
41519CB00019B/6083

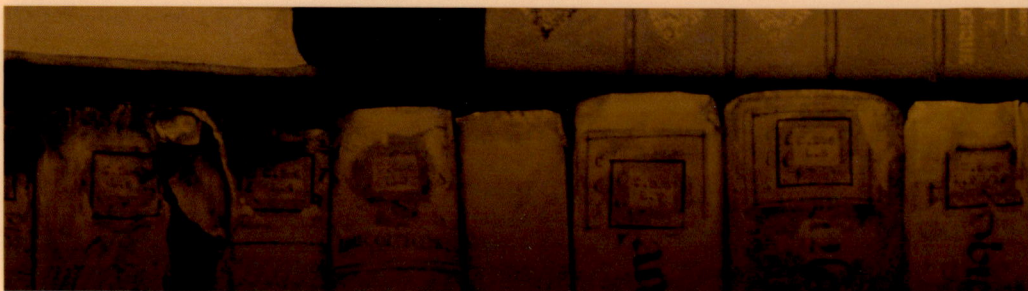

Précis d'opérations de chirurgie
(3e édition augmentée de notions sur l'antiseptie
chirurgicale) / par le Dr J. Chauvel,... ; avec 350
figures dessinées par le dr E. Charvot

http://gallica.bnf.fr/ark:/12148/bpt6k5706392t

hachette LIVRE   {BnF   gallica BIBLIOTHÈQUE NUMÉRIQUE

9 782013 734585